经济学视角下旳
职业女性
健康及主观幸福感研究

王希泉◎著

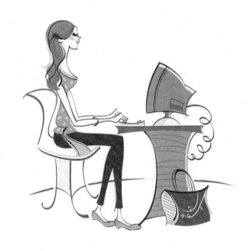

RESEARCH ON PROFESSIONAL WOMEN'S HEALTH
AND SUBJECTIVE WELL-BEING
FROM THE PERSPECTIVE OF ECONOMIC

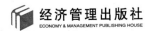

经济管理出版社
ECONOMY & MANAGEMENT PUBLISHING HOUSE

图书在版编目（CIP）数据

经济学视角下的职业女性健康及主观幸福感研究/王希泉著 . —北京：经济管理出版社，2020.10

ISBN 978 - 7 - 5096 - 7578 - 6

Ⅰ.①经… Ⅱ.①王… Ⅲ.①城市—女职工—健康状况—研究②城市—女职工—幸福—研究 Ⅳ.①R173.9②B82

中国版本图书馆 CIP 数据核字（2020）第 170024 号

组稿编辑：魏晨红
责任编辑：魏晨红
责任印制：黄章平
责任校对：王淑卿

出版发行：经济管理出版社
　　　　　（北京市海淀区北蜂窝 8 号中雅大厦 A 座 11 层　100038）
网　　址：www. E - mp. com. cn
电　　话：（010）51915602
印　　刷：北京虎彩文化传播有限公司
经　　销：新华书店
开　　本：720mm × 1000mm/16
印　　张：13
字　　数：246 千字
版　　次：2020 年 12 月第 1 版　　2020 年 12 月第 1 次印刷
书　　号：ISBN 978 - 7 - 5096 - 7578 - 6
定　　价：68.00 元

谨以此书献给追求幸福的职业女性！

序

　　我与王希泉老师结识于 5 年前复旦大学博士后学习期间，获悉就职于南京中医药大学的他正在撰写一本有关职业女性健康与主观幸福感的著作，历经数年，数易其稿，终于杀青，王老师请我为其代之作序或许是因为我曾经做过一些有关人力资源的相关研究，或许是因为我同样也是一名为女性幸福生活奋斗的人。

　　通读《经济学视角下的职业女性健康及主观幸福感研究》，发现该著作思想内容还是很有特色的：第一，本书有一个新颖的职业女性健康与主观幸福感研究视角。其目的在于基于健康经济学和人口经济学的理论，聚焦于对职业女性健康与主观幸福感的研究。第二，该著作构建了一个合乎经济学逻辑的职业女性健康与主观幸福感分析框架。第三，该著作还有着非常重要的现实意义。职业女性健康及主观幸福感关乎社会经济发展，关乎个人福祉，更关乎下一代的幸福。

　　王希泉老师的《经济学视角下的职业女性健康及主观幸福感研究》将这样一个实践性很强的命题纳入主流健康经济学的分析范式中，得出了一系列具有健康经济学含义的独到见解，反映出其接受了主流计量经济学和健康经济学的学术训练。同时，相信政府、企业和个人都可以通过阅读该著作从中获得与众不同的启示与感悟，找到破解职业女性健康与主观幸福感的钥匙。

古银华

二〇二〇年六月二十八日于成都理工大学

目　录

第1章 绪论

能使大多数人幸福的人，他自己本身也是幸福的。——马克思

1.1 研究背景及目的

1.1.1 研究背景

纵观历史，幸福一直是每个个体在人生之中的重要追求，但每个人对幸福感内涵的认知却莫衷一是。到底是获得物质财富是幸福，还是满足精神追求是幸福，抑或是拥有健康的身心是幸福，答案是仁者见仁，智者见智。我国正处于深化改革的重要阶段，人民日益增长的美好生活需要与职业女性健康及主观幸福感密切相关。近年来，不同学科的研究者把幸福感作为研究的主题，无论是心理学、社会学还是经济学、管理学，都把幸福感作为健康的正向指标。

毋庸置疑，经济的发展离不开职业女性的投入。现如今，传统女性意识的改变和社会经济的快速发展大大促进了女性职业角色的转变。随着改革开放的深入，女性的经济地位、社会地位也有所提升，在不同的岗位上发挥着不同的作用，成为社会经济发展的重要支撑。根据马克思辩证唯物主义和历史唯物主义的观点，职业女性主观幸福感作为评判社会进步的指标之一，在不同的生活年代和不同的时代之间存在着显著的差异。本书从经济学视角对职业女性幸福感进行理论与实证的研究，试图寻找其影响因素及时代变化的动因（陈国泽，2010；鲁元平，2011）。

随着竞争压力的加大，职业女性不愿意再按照传统社会角色那样相夫教子、忙于家务，将主要的生命和精力放在家庭之中。越来越多的女性走入职场，并取得了职业上的成功。一方面，职业女性在劳动力市场有着举足轻重的地位。另一方面，女性的性别特征具有先天的职业优势，尤其在城市以脑力劳动为主的劳动者中，其特有的细致、认真和奉献等特质，在职场中甚至超过了男性。然而，女性所固有的家庭角色与职业女性的双重角色产生了极大的冲突，这对女性的身心

健康和主观幸福感也产生了极大的影响。双重角色的撕裂使职业女性生活压力和工作压力陡然上升。作为女性，要同时面对来自职场与家庭的责任和义务，于是，在双重社会角色和压力之下，女性如何提升主观幸福感已成为一个亟待解决的问题。而要解决这一问题，可以从心理学、社会学、管理学和经济学入手。本书将从经济学入手，以经济学理论视角透析职业女性群体如何适应社会发展，提升自身的身心健康及主观幸福感，具有重要的理论与现实意义。

人力资本理论认为健康和教育构成了人力资本的基石。早期环境对健康人力资本的影响更为重要，早期环境对健康的影响得到了越来越多的关注，这些早期环境因素对于个体而言却是很难改变的，如饥荒、空气污染、残疾和疾病等都会对人的健康和后期的发展产生十分重要的影响。

随着全国二胎政策的普及，一些对于母亲健康的早期干预措施因为代际健康的相关性，也会传递到第二代子女。人的健康是先天因素和后天因素相互作用的结果，早期不利环境对于健康会产生消极影响。因此，在早期采取干预会起到积极的作用。研究表明，早期健康冲击会通过代际效应传递给子女。早期不利环境中的哪些冲击会影响到个体未来的发展？通过代际传递又会产生怎样的影响？如何从政策上切断这种不利影响的传递？这些问题都是需要我们研究的课题。

基因虽然起到十分重要的作用，但是遗传倾向还是受到早期环境的影响，早期环境甚至可以消除基因的不利影响。压力和贫穷等不利因素会导致未成年人的健康成长受到严重的影响。基因的影响依赖于早期社会环境，先天因素和后天因素相互影响也会导致健康不平等。

（1）早期环境直接影响健康不平等。早期环境包括有利和不利两种。有利的早期环境主要指营养改良、母亲受教育程度等。不利的早期环境则是指环境污染、饥荒、母亲的不良生活习惯和自然灾害等。环境对于健康影响的文献主要集中于母亲受教育程度。先天水平是影响世代健康的重要因素（Currie 和 Moretti，2003）。社保、健康计划和医疗服务都会对儿童健康产生巨大的影响。早期不利环境对健康影响的文献主要集中于环境污染、母亲怀孕期间的吸烟饮酒行为以及自然灾害。上述研究表明，健康及主观幸福感并非完全由基因决定，早期环境也起到了积极和消极的作用。早期环境对于健康的影响除了直接作用之外，还有间接作用，如通过影响其未来的社会经济地位，包括子代受教育水平、工资收入等产生间接的影响。

（2）早期环境间接影响健康不平等。舒尔茨提出了人力资本理论，Mushkin（1962）正式将健康作为人力资本的一部分。随着经济学的发展，针对研究中出现的内生性问题，采取了很多实证研究方法，如采用同卵双胞胎样本重点研究了早期环境对学业成绩、居住地、身高、受教育水平的影响。

早期疾病也对未来的成长产生重要的影响。近几年来，一些学者研究了饥荒对未来发展的影响。Chen 和 Zhou（2007）运用中国健康与营养调查数据（CHNS），采用双重差分法研究了中国大饥荒对早年遭遇影响。

以 Currie、Almond 等为代表的经济学家提出了健康人力资本的代际传递概念。母亲健康状况的代理变量如体重也会传递给子女，体重高的女性生育出体重高的子女可能性更大。Almond、Currie 和 Herrmann（2012）研究了女性早期环境与成年健康、福利水平和母代与子代健康相关性，验证了母亲受到的健康冲击具有代际相关性。

上述文献表明，早期环境对未成年人健康产生的积极和消极影响、对新生儿健康产生的影响都会迁延到成年以后，同时还会影响该个体的未来发展，包括社会经济地位，如教育与婚姻、工作收入。因此，早期环境具有代际相关性，如果进行早期环境的改善，则有利于消除健康代际相关性。健康及主观幸福感并非单纯由基因决定，环境尤其是早期环境对其具有重要影响。

国外对于早期不利环境产生影响的理论与实证研究已经较为系统，而我国对于该问题的研究尚处于起步阶段。如孙祁祥和彭晓博（2014）提出，健康是先天和后天共同作用的结果，母亲的健康状况会影响孩子的健康状况。

1.1.2　主要目标

本书通过构建计量经济学模型，基于 CGSS 和 CFPS 数据，对女性健康及主观幸福感进行描述与分析，从而探析不同世代之间的健康和幸福差异，并进行估算。

构建"社区—个人"的理论框架，从人力资本和社会资本视角分析女性健康及主观幸福感的人力资本和社会资本影响因素。社会资本存在两个层面，即社区社会资本和个人社会资本，发掘其对女性健康及主观幸福感机会不平等的影响机制。健康代际传递过程中人力资本与社会资本两种影响机制的大小，可以通过建模进行中介与调节因素分析，从而有效地估算出人力资本与社会资本两种作用机制对于女性健康及主观幸福感代际传递流动性的影响。

检验政策因素对于女性健康及主观幸福感代际传递的影响，如现行的医保政策能否缓解父代健康差异对子代人力资本投资和社会资本投资的不平等；现行的义务教育政策和高等教育收费制能否缓解父代健康差异对子代人力资本投资和社会资本投资的不平等？

1.1.3　基本思路

女性健康及主观幸福感的代际传递会导致子代间的机会不平等，而子女一代之间的机会不平等又会加剧健康不平等的代际传递，这将导致因病致贫的代际传递的恶性循环。中国社会机会不平等主要体现在父母一代对子女一代在早期人力资本和社会资本上的投资不足。基于以上认识，本书首先从理论层面对女性健康及主观幸福感不平等的人力与社会资本的影响机制进行学理分析；其次基于相关面板数据库从实证层面验证了上述影响的客观存在性，女性健康及主观幸福感在代际传递中是否存在影响。如图1-1所示。

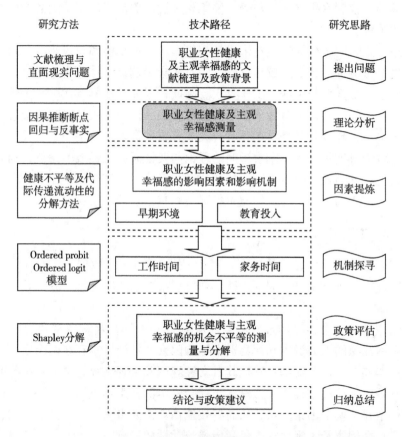

图1-1 技术路线

在本书技术路线中，首先，基于经济学视角下的女性健康及主观幸福感进行文献梳理，并提炼主要的影响因素，并从世代演化的角度，对职业女性健康及主观幸福感影响因素进行分析；从"社区—个体"的社会经济层面，对职业女性健康及主观幸福感的影响因素进行提炼，从而为下一步建构影响机制模型做理论准备。

其次，基于经济学视角构建职业女性健康及主观幸福感的影响机制模型，在理论分析的基础上，提出"收入机会不平等—职业女性健康及主观幸福感不平等的代际影响"的直接影响路径；以及基于人力资本和社会资本的影响路径，并探寻可能存在的某种调节机制和中介机制。在政策建议方面，寻找政策工具变量，分析政策变动可能对女性健康及主观幸福感不平等产生的影响。

考虑计量经济学模型的追踪分析可能具有的多重共线性，同时考虑内在性问题，运用定量研究方法，探讨女性健康及主观幸福感人力资本的影响因素，以及其中可能存在的因果关系。

1.1.4　预期的研究贡献

作为发展中国家，我国的女性健康及主观幸福感人力资本是国家发展的重要源泉。前人研究中国职业女性健康及主观幸福感的社会经济决定因素往往采用横截面数据，只能得到现阶段职业女性健康及主观幸福感的影响因素，本书则采用计量经济学模型，运用面板数据分析方法，将改革开放以来职业女性健康及主观幸福感的社会经济因素演化特征进行了描述；同时，将社区和个体层面的社会经济因素对职业女性健康及主观幸福感的因果效应进行了再分解，为政策制定提供了较为坚实的论据。在女性健康及主观幸福感的测评方面，采用了主观健康和客观健康指标相结合的方式，原因在于主观健康与客观健康存在着关联，一般而言，客观健康水平下降后，对于健康的自我评估也会随之下降。

相对于已有的研究，党的十九大以来经济和社会变革取得了深远的成就，我国卫生事业发展和健康产业也取得了长足的进步。但是，随着经济发展带来的环境污染和健康代价也较大，各种慢性病和心理精神疾病高发，尤其是 20～45 岁的女性存在健康问题，如 BMI 大于 25（Bell 等，2001）。中国作为世界第二大经济体，处在深化改革的转型时代，相对于发达国家对女性健康及主观幸福感的丰富的理论和实证研究，我国则缺少系统性的研究。本书将对与职业女性健康及主观幸福感相关的健康不平等的社会经济梯度进行评估，对消除与收入相关的健康不平等和多维贫困问题有一定的借鉴价值。

早期环境、教育、工作、婚姻、社区因素等社会经济因素对职业女性健康及主观幸福感的影响是否正向缺少统一认识。本书主要从世代演化的角度，对于上述社会经济驱动因素对职业女性健康及主观幸福感的影响进行了理论与实证研究；基于健康经济学、劳动经济学等理论模型，基于职业女性健康及主观幸福感社会经济因素的计量经济学模型进行了追踪和跨层次分析，从而可以系统地透析职业女性健康及主观幸福感影响因素与影响机制。

本书研究将影响职业女性健康及主观幸福感的核心社会经济因素归纳为三类，即早期环境、个人特征（教育与婚姻、工作因素）和社区因素，对职业女性的健康进行主观与客观测量，并对职业女性健康及主观幸福感风险行为的社会经济因素的影响进行估算。

（1）基于经济学视角对女性健康及主观幸福感的代际传递进行理论与实证研究，重点在于对机会不平等的测度，寻找较为合理的测度方法成为本书研究的重点之一。

（2）本书研究需要建立基于世代的女性健康及主观幸福感影响机制模型以及影响因素模型，并进行论证和检验，这是本书的重点。

（3）难点在于影响职业女性健康与主观幸福感的机会不平等数据的获得和整理，以及影响职业女性健康与主观幸福感的机会不平等效应的分解，并在研究方法上有所创新。

1.2 研究概念的界定

1.2.1 职业女性

在研究对象的选择上，主观幸福感的研究往往以老年人和农民工等特定群体为主，对于职业女性的研究偏少。而职业女性是社会经济发展不可缺少的支撑力量。作为职业女性，一方面，有来自社会的竞争压力；另一方面，随着生活节奏的加快，在城市中其幸福感和社会支持系统受到挤压。与此同时，女性健康状况也值得担忧。因此，以职业女性作为切入点进行主观幸福感的研究具有重要的意义。

对于职业女性进行如下的界定，分别从空间和类别两个层次进行把握。从空间上看，职业女性是从事付薪工作的城市中的女性。从外延上来看，既包括在机关事业和企业工作的职业女性，也包括了在农村从事农业生产活动的妇女；但是职业女性将农村从事农业生产活动的妇女排除在外。从职业类别上来看，职业女性的劳动既包括脑力劳动，也包括体力劳动；同时也包括不同层次、专业属性的劳动，其中包括了管理劳动和专业技术的劳动。在这里，我们的研究对象是指在机关企事业单位从事脑力与体力劳动的职业妇女的总和。

1.2.2 健康

健康是指身体和心理的健康，既包括身体健康，也包括精神健康。在这里，它主要是指一种可及能力，即可以自由地支配安排和行为选择的能力。

1.2.3 主观幸福感

幸福感这一概念具备多维度特点，但是也可以归结为：一部分学者认为，主观幸福感主要来自内心的情感，因此可以划分为积极情绪和消极情绪两个维度；另一部分学者认为，幸福感是微观个体基于自身感受，对生活质量所作出的评价，即对生活满意度整体的评价，包括各个方面的问题评价，如衣食住行、身心健康等。还有学者认为主观幸福感是一种在比较状态下所形成的评价，评价自身与他人的差距。本书认为主观幸福感是指在微观个体的职业生涯中所感受到的，正向和负向的情绪状态以及对生活满意度的认识。

1.2.4　经济学视角

经济学视角主要是指从人口经济学和健康经济学的视角出发，基于经典的人口健康经济学理论框架，对职业女性健康及主观幸福感进行经济学的研究。与其他学者提供的心理学视角和社会学视角不同，本书提供一种较为独特的研究视角，将职业女性健康及主观幸福感作为一种稀缺经济资源来对待。将职业女性健康及主观幸福感纳入到经济学的研究框架中。在对健康与主观幸福感研究范式的拓展下，形成了职业女性"社会经济特征—收入差异—身心健康及主观幸福感"的研究框架，从而丰富了人口健康经济学的理论。

1.3　研究意义

1.3.1　理论意义

目前，对职业女性幸福感的研究主要集中于心理学和社会学。在心理学研究中，主要将心理健康与主观幸福感的关系进行了解析。社会学研究主要是从社会阶层和社会互动的角度，对职业女性幸福感进行了研究。在人力资源管理中往往是从工作压力和工作满意度的视角来研究主观幸福感，较少从经济学的视角分析健康与幸福感之间的关系，虽然从社会经济因素探讨健康差异以及收入差异是形成健康不公平的主要因素，但是没有从健康经济学的角度对于职业女性健康及主观幸福感进行深入系统的研究。本书从经济学视角，对于职业女性幸福感进行了系统的理论与实证研究，具有以下两个方面的意义：

第一，在新时代背景下，女性的社会经济因素对于健康与主观幸福感有决定性的影响。但对于社会经济因素的不同层面，没有进行深入的刻画。原因在于影响健康产出与主观幸福感的因素较多，并且这些因素处于不同的层面。有些因素属于微观个体层面，具有显著的人口统计学特征。而另外一些因素则来自社区的层面和社会关系网络的层面。因此，不能区分不同层次的社会经济因素将很难对健康产出及其主观幸福感进行深入探讨。第二，对于主观幸福感的研究进行了有效的扩展。经典理论往往是从收入与健康的关系范式入手，未曾对经济因素与健康产出及主观幸福感的关系进行系统分析。因此，基于经典的收入与健康关系的方式，我们将"职业女性社会经济因素—健康产出—主观幸福感"作为基本的理论框架进行了理论分析与探讨。

1.3.2 现实意义

本书通过经济学视角下职业女性健康及主观幸福感的研究，对中国城市女性的主观幸福感和健康现状及其影响因素进行提炼，从而形成以下的现实意义：第一，明确社会经济因素对职业女性幸福感的影响，为提升职业女性幸福感提高政策依据。第二，明确健康产出与主观幸福感的内生性。健康产出和幸福感作为一种较为稀缺的经济资源，对于健康人力资本的形成具有重要的现实意义。因此有效的管理健康产出与主观幸福感，对于职业女性而言有一定的现实意义，可以提升组织的竞争优势。

1.4 创新之处

本书的创新之处主要体现在从健康经济学和幸福经济学的视角，对于职业女性健康及主观幸福感进行了系统的理论与实证研究。构建了健康产出及主观幸福感作为一种稀缺经济资源的新观点，并按照经典的健康收入关系范式进行了理论框架的构建。提出了扩展的社会经济因素、健康产出及主观幸福感的研究框架，并按照现代计量经济学的研究方法，有效克服健康与主观幸福感的内生性，建立了断点回归模型和面板回归模型，对于基于经济学视角的女性健康及主观幸福感进行了实证研究。在微观数据的基础上，有效验证了所提出的研究假设，并进行了有效检验。

第 2 章　文献综述与理论基础

幸福只会给予不怕劳动的人，多年忘我劳动的人。——苏霍姆林斯基

2.1　理论基础

2.1.1　机会不平等理论

女性平均工资低于男性的现象引发了学术界的讨论。Oaxaca 提出了性别形式分解法，将性别工资差异分解为个体特征差异部分和不可解释部分，后者被认定为性别歧视。研究我国职业女性健康及主观幸福感，难以回避的一个问题就是收入不平等或者是收入的性别差异。我国收入不仅存在着城乡差异，而且还存在性别差异。据马超、顾海等的观点，对于家境较差的家庭，往往会采取这样一种策略：将所有的资源集中于儿子，而勤奋好学、天资聪慧的女儿则会被父母要求放弃学业。因此，兄妹二人进入劳动力市场之后，因教育人力资本上的差异造成了收入的差异。在 Oaxaca 框架下，部分差异被视为不可解释差异，这其实是一种社会不公正现象。这种对职业女性造成了实质性的伤害，甚至比雇主性别歧视的伤害更大，影响也更深远。马超等提出应将机会不平等理论与工资差异分解框架相结合。

在罗默看来，现代社会不平等的根源在于人力资本的不平等。不同个体的能力存在差异，而能力差异主要与家庭对子女的教育投入不均等有关。当然，这与机会不平等问题密切相关。第一，机会平等意味着要为每一个社会成员创造公平的竞争环境，不要让外部环境影响个人的发展。如果存在一些外生性的环境性因素引起职业女性幸福感下降，那么就有必要通过政策进行价值补偿。罗默的机会不平等理论用其自己的话来说，就是所谓机会公平，是要消除那些自身无法控制的因素，并对于那些受到不利条件影响的人给予补偿。通过机会均等政策，消除由于无法控制因素所造成的结果的均等化，从而营造公平的竞争环境，使其有足够的能力与那些出身较好的人去竞争职位。第二，机会平等意味着每个人应该对自己的行为负责。每个人的行为选择是依赖于其自身努力程度的。一份努力，一份回报，这在道德上是正确的事情。在这一点上，大多数人对于机会平等原则也达成了共识。无论这个优势是何方面，是教育、健康、收入还是其他的效用和福利，结果都应该是一样的。

罗默在提出机会理论的同时，也提出了责任的概念。关于责任的道德观点，最早关注的是撰写《正义论》的罗尔斯和经济学家阿玛蒂亚森。但德沃金把责任这个概念放到了平等主义的前台，即为每个人创造一个幸福生活的资源均等化，在其平等理论中突出了个人责任。平等主义并不意味着机会的完全平等，更主要考虑的是一种机会平等，即实现自身价值和福利水平的机会的平台，而不是实现自我价值的结果和福利水平结果的平等。在这一点上，与罗尔斯《正义论》中差别原则的论证不谋而合。

结合中国的现实，我国2008年1月1日颁布施行了《就业促进法》。由于女性还要从事生育和照顾儿童、老人的责任，所以给予更多的补偿符合罗默的机会平等的要义。由于中国并不存在种族问题，这一点和美国有很大的差异。因此，我们更应考虑的是弱势女性群体的利益，以及她们在职场受到不公正待遇而造成女性收入水平与男性相比存在的差异，对那些从业多年且年龄偏大的体力劳动者而言，需要在解决雇主歧视的同时，给予她们补偿性的培训和教育。正如马超等人认为，我国还存在着明显的前市场歧视。因此，只靠约束用人单位和雇主的行为，难以完全克服性别间的不公平现象。然而，性别间的不公平现象正是造成女性主观幸福感偏低的最重要的因素。

2.1.2 健康人力资本和教育人力资本理论

2.1.2.1 健康人力资本

最早提出人力资本概念的是经济学家舒尔茨。1972年，克罗斯曼首次将健康人力资本纳入人力资本范畴，认为健康也是一种资本，健康劳动者可以拥有更高的劳动效率。教育人力资本和健康人力资本都是人力资本中最重要的内容。我国职业女性通过健康投资提升身体素质和心理素质，对自身和后代的健康都有积极的作用。

舒尔茨（1960）在《国富论》的基础上提出，人力资本的投资和物质资本的投资都能促进经济的增长。人力资本投资实质上比物质资本投资更具有持续性，为研究人力资本提供了新的理论视角。

健康的重要性被提到议事日程，健康是维系正常工作和学习的经济基础。上升到国家层面，良好的健康人力资本积累是国家经济增长的必要条件。克鲁格曼第一次将健康纳入人力资本理论框架中，提出健康对于生产效率具有巨大的影响作用。健康也被视为一种增加劳动时间的投资产品。通过购买医疗保健服务所获得的健康效应对于职业女性而言非常重要。健康资本能够提高人的智能和体能，属于一种投资行为，与过去注重原材料、机器设备、土地等资源一样。将健康和教育花费归为投资支出，打破了传统观念。这为经济学和政府制定相关的人力资本发展规划提供了理论的支撑。

增加健康人力资本意味着可以提升自身的健康和心理的修复，同时可以通过健康人力资本的代际传递影响到下一代人的健康、收入以及主观幸福感。在健康中国战略中，要正确地认识健康资本与社会发展之间的关系，意识到维护社会公平和消除不平等有助于提升健康平等和社会福利。在健康人力资本的实证量化研究中，健康人力资本的测量尚未达成共识，对健康人力资本的测量仍存在许多差异。我国对于健康人力资本实证研究起步较迟，大多数研究仍然沿用家庭生产函数以及工资函数两种思路来研究健康与经济发展、收入之间的关系。在分析健康人力资本与收入之间对应关系时，采用的健康衡量指标和数据来源差别较大。与教育人力资本一样，健康人力资本也具有代际传递的性质。不仅存在着收入的代际传递性，也存在着健康的代际传递性。代际传递极大地影响了收入流动性，将自己的财富转移给子女，以增加其收入水平。因此，高收入家庭更有能力对子女进行投资与培养，保证其健康或排除成长过程中的疾病因素，提高其健康体魄。除了先天基因遗传因素之外，母亲的健康程度对子代的影响很大。

2.1.2.2 教育人力资本理论

教育人力资本投资理论认为，教育在人力资本中占有重要的位置。我国进行人力资本存量测量时，主要是指受到的人力资本投资将会影响经济的发展。贝克尔认为，衡量人力资本的投资水平，是指教育的投资占国民收入的比重，该比重越大越有利于提高经济的增长。从宏观层面看，人力资本投资是国家和地区层面的投资，包括投入教育事业中的财政预算即公共预算、政府基金预算、企业办学以及校办产业等用于教育的经费。微观层面主要是从家庭出发，认为教育人力资本投资是以家庭为单位的投资。作为一种持久性的长期投资，从投入到产出需要经过十几年甚至几十年。对于个人而言，从幼儿园到博士后，通过长时间的学习和技能的培训使其得到更多的能力，给家庭带来更多的经济回报。教育人力资本的投资，既包括知识能力的投资，也包括道德品质的投资。在学习过程中既可以提高就业的水平与质量，同时也可以提高一个人的内在修养和道德水平。这对个人、家庭和社会，都是有百利而无一害的。

父母的社会经济地位决定了子女的社会经济地位。子女想跨越父母的社会经济阶层的概率较低。盖茨比曲线横轴表示基尼系数。因为系数代表了一个国家的社会不平等程度,基尼系数越小,表明社会公平程度越高。从盖茨比曲线来看,处于右上方的国家,基层固化较为严重。处于左下角的国家,其社会比较公平。但现实世界打破阶层固化最有效的手段是实现教育的公平。如果想让教育成为实现社会阶层跨越的"神器",就必须保证教育公平和教育机会均等。因此,教育人力资源成为实现社会机会公平的最重要的手段之一。

代际传递一词源于社会学,表明社会阶层继承的问题。从我国贫困人口来看,一些地区或者家庭的贫困,具有稳定性的特征。贫困往往存在代际传递问题,一个家庭的贫困也是代际传承的。其代际传承的主要的方式是:父母一代的贫困,通过各种影响因素传递给其子女,子女往往难以走出贫困的陷阱,结果是贫困在代际之间永久传递。反之,富人的财富也成为一种代际传承。富人运用自身的财富和社会资源,为子女提供优越的教育环境,通过自身的关系和人脉为子女找到收入较高的工作,自己的后代也成为社会地位较高的人群。代际传承反映了社会固有的阶层固化现象。相对于贫困而言,贫困的代际传递对社会产生了较大的负面作用,会使贫困人口没有向上的奋斗动力。这种社会不公平现象,成为导致犯罪率上升和影响社会稳定的最重要因素。前人通过学术研究发现,提高教育水平是解决阶层固化和贫困代际传递最为有用的方法。脱贫先从知识脱贫。脱贫要从精神层面入手,增加精神动力以实现其物质上的脱贫。我国城镇失业女性中有一部分,原来属于贫困阶层,她们通过个人的努力和受教育改善了自身的社会经济地位。但不可否认的是,教育机会不平等的现象仍然存在。卢卡斯(2001)认为,受教育不公的现象,会被有效地维持。当受教育数量达到饱和时,优势阶层会追求高质量的受教育水平即追求国际小学、重点小学、重点中学和双一流的大学,从而表现为教育质量上的不平等。学区房溢价现象也正是说明了这种情况。

2.1.3 幸福经济学理论

安格斯·迪顿对幸福经济学的研究取得了巨大的成就,提供了很多原创性的观点。他凭借在消除贫困与福利领域所做的贡献,获得了诺贝尔经济学奖。福利是迪顿的主要研究领域。他从更为宽广的视角,对人类的福祉问题进行了研究。对幸福经济学的研究是他主要的理论贡献。幸福感和生活满意度是两大量化的指标。虽然效用也经常被用于经济学,但是效用的内涵备受争议,认为主观幸福感才是福利最好的代理变量之一。

对于幸福往往采用主观幸福感来进行测量,但这一度量也存在着一定的争论。如在世界价值观调查中,目前按照1~4测量生活是否幸福。很多心理学家、经济学家都认为这种方法比较单一。迪顿认为应该对主观幸福感进行测量。他认为存在着总体满意度与快乐相混淆的情况。有的人不快乐却过着很好的生活，而有的人过着很艰辛的生活却很快乐。这是将生活满意度与快乐两个指标相混淆的后果。因为生活满意度是对生活各个方面综合考虑的评价，而快乐只是一种情绪状态，或者是感觉和体验。迪顿认为区分主观幸福感的度量方法对于研究是非常重要的、关键的。从理论层面上，迪顿对幸福感进行了梳理。幸福是指对每天所感受到的快乐情感因素进行测量。2010 年迪顿利用不同变量来测量主观幸福感。他运用 45 万个样本的全球数据，研究表明收入和教育与生活评价密切相关，而健康、孤独，相对更能反映出情感变化。因为离异、疾病和不幸生活事件所带来的痛苦，往往影响的是情感的福利。因此，认为钱多不一定幸福，但是钱少一定是与情感痛苦有关。高收入所带来的是生活满意度，但并不等于是幸福的人。低收入与较低的物质生活和情感扶持相关联。他提出，在美国幸福体验随着收入的增加而增加，但是当超过年收入 7.5 万美元以后将不再起作用。幸福和快乐不能作为对人类福祉的有效指标。这是因为在很多地方，即使处于深度贫困，同时面临健康状况不佳时，也有可能心情愉快。正是由于与心理学的紧密结合，让幸福感的测量取得了较为深入的发展。在幸福经济学的发展框架下，他提出了年龄、身高、相对收入与幸福感研究。幸福经济学的文献说明，年龄和幸福感之间呈现"U"形曲线关系。迪顿发现这一结论存在着差异，在收入较高的国家，居民生活满意度与年龄之间呈"U"形关系。但对于中低收入国家而言，并未出现"U"形关系。对于这一结论，需要结合我国的数据进行验证。

在中等收入国家，主观幸福感随着年龄的增加却不断下降，主观幸福感与年龄之间是线性关系。在低收入国家，幸福感的年龄效应相对要小一点。这些都为本书的研究提供了理论基础。我国正面临着中等收入陷阱，职业女性大部分属于我国的中间阶层，收入水平相对于农村女性而言较高，部分职业女性已基本实现了财务自由。但是，较为重要的相对收入是解释伊斯特林悖论的主要理论视角。有一个有趣的现象，收入对于主观幸福感的影响并没有受到本地区平均收入带来的负面效应的冲击。他的解释是，穷人跟富人居住在一起可以享受更好的公共资源，如公园、学校和图书馆，治安状况也有所改善，从而极大地促进了主观幸福感的提升。另一种解释是，他们往往按照终生所获得的收入进行决策，而不是按照每一年的收入进行决策。因此，当处于富裕地区时，其主观幸福感不一定下降。在这里可能忽略了不同层次因素对主观幸福感的影响，迪顿（2003）的研究也没有发现相对收入对主观幸福感的负面影响。当然，这一结论在中国情境下是否成立需要实证的检验。

迪顿也提出了健康、自杀、宗教、居住与主观性的关系。迪顿在 2003 年出版的《逃离不平等——健康财富及不平等的起源》中，重点关注了健康。作为美好生活中最重要的要素——健康，不仅是公共健康学者所关注，人口学家和劳动经济学家也非常关注。虽然健康并不完全等同于幸福，但是健康可以增进人类的幸福是毋庸置疑的。健康与主观幸福感之间的关系值得深入研究。迪顿的研究表明，收入在某种程度上缓和了年龄对健康的负面影响。但这一结论主要是根据国别经济收入作为比较的，并不是一国内部收入的高低。对于年龄影响健康，随着年龄的增长对健康的满意度都在下降。对于自评健康状况的分析而言，相对于高收入国家，中低收入国家下降的年龄效益更加显著。对于不同收入的女性群体，收入对于年龄和健康的影响值得深入探讨。健康与主观幸福感之间存在着双向互动的关系，年龄长者患有老年慢性疾病的可能性更大。疾病增加了抑郁的情感，幸福水平在下降。幸福对健康也会起到一定的保护作用。他利用老龄化追踪数据发现主观幸福感对老年人生活率有一定的正向影响，这就充分验证了主观幸福感可以促进健康长寿。在主观幸福感与健康之间的作用机制中，生活方式是非常重要的一个环节。

迪顿在关于自杀与幸福感的研究中提出，从经济学视角来看，选择自杀也是通过相应的比较而作出的决策。他通过搜集疼痛数据对相关问题进行预测，通过数据表明，女性的自杀率远低于男性。从整体的生活满意度和瞬间的情绪体验来看，女性的情感波动要大于男性，但这与有较低的自杀率是相互矛盾的。他认为自杀率与生活满意度相关，且自杀率在中年达到顶峰，但只有女性表现出这种趋势。他还研究了宗教与主观幸福感之间的关系，认为宗教信仰虽然在个人层面上具有显著的影响，但在控制收入水平之后，宗教信仰对幸福感的影响不太显著。

鲁元平（2015）在其文献综述中提出，迪顿对幸福经济学做出了巨大的贡献。他非常重视从多个维度进行主观幸福感的测量，避免因为测量问题导致错误的结论。同时，幸福经济学所涉及的领域较多，对收入、健康、身高、自杀率、宗教等都有深入的研究，包括居住方式、是否与子女居住。同时指出，幸福感的年龄效应成为最值得深入分析和研究的内容，认为年龄是影响幸福感的最重要的变量。

2.1.4 生命历程理论

女性个体在一生中会扮演着社会规定的不同的角色和事件，这些角色和事件的顺序是按照年龄层级排列的。社会群体中的女性，作为一个生命体，通过挖掘其生命历程，纵观其生命过程中的一些重要事件和角色及其先后顺序，以及转换过程，社会学理论中的生命历程理论为研究女性健康及主观幸福感打开了一条新的思路。

从经济学视角出发，对生命历程过程中的生命事件和角色及其先后顺序进行分析，可以发现，很多生命事件是具有经济学内涵的。比如结婚，它不完全是一个自然现象、社会习俗，也是一种经济学的考虑。为了实现经济上的自由和安全感，很多并不相爱的人结为夫妇。生活就是这样，一个职业女性的生命历程往往也是这样。其中包括接受教育、离开父母独立生活、结婚或离婚、生育儿女、参加工作、辞职、居住地的迁徙、退休、死亡等。从生命历程过程出发，对我国职业女性的主观幸福感进行研究，可以从纵向进行思考。

从生命历程理论中的"个人能动性"原理分析，人总是在一定社会建制之中有计划、有选择地推进自己的生命历程。即使在有约束的环境下，个体仍具有主动性。因此，用这一原理也可以分析熊芳芳老师的辞职事件。熊芳芳老师，收入不成问题，但却选择了辞职。在公办体制内，虽然收入稳定，但是仍然存在着很多幸福感缺失的问题。相对于很多不愿辞职、不能辞职和不敢辞职的老师而言，熊芳芳老师只是做了他们想做而不敢做的事。如果从生命历程理论来分析熊芳芳老师行为背后的经济学意义，就是可以获得更多的闲暇时间，做自己想做而不能做的事情。同时，在体制外也可以获得更为丰厚的经济收入，虽然市场可能是不稳定的。做自己想做的事情，这种自由状态和闲暇时间可以自由支配，是很多职业女性梦寐以求的。虽然我们不知道熊芳芳老师辞职的最终目的是什么，辞职以后将如何进行职业选择和决策，但是我们可以知道这对她来说是一件幸福的事情。如果从幸福经济学角度来分析，就不能完全从效用来分析，而是应该从主观幸福感的经济学意义来进行推断。幸福经济学是对经济学的重塑，使经济学真正回到以人为中心，而不是以物质资源为中心。因为对幸福进行度量是一件很难的事情，虽然主观幸福感也是以客观为基础的，但幸福存在主观性，难以对其特征选择进行度量和精确划分，所以说，幸福经济学是融合经济学和心理学的产物，可以为我们更加深刻地解释现实世界存在的一些问题。生命历程的视角也为幸福经济学打开了一扇门，可以对我国职业女性的健康及主观幸福感进行纵向生命历程的分析。

女性的生命历程，可以看作更大的社会力量和社会结构的产物，展现了女人一生的发展过程。每个人都受到文化和社会变迁的影响，个体在一定时空中生活，个体在哪一年出生就具备了出生队列效应或者出生组效应，自然地可以将其界定为某一同龄群体，如是"00 后""90 后""80 后"还是"70 后"和"60后"，基本上是将人与某种历史力量相联系。

2.2 健康及其影响因素的文献综述

2.2.1 健康的经济学价值及其影响因素

发展经济学家阿玛蒂亚森认为健康是人类的一种可行能力，也是一种非常基本的自由。与财富自由一样，健康也是一种自由，健康与人的幸福感息息相关。从经济学角度看，人类的最终目的是实现经济的增长和人类的幸福。长寿和健康的生存是人类所追求的目标。虽然主流经济学仍将经济增长视为主要的目标，但健康其深刻的内在价值仍未被充分发现。健康的生活是美好生活的基础，人类追求其宗旨与目标就是美好的生活。同时，健康具有价值理性，但工具理性也是存在的。人的全面发展的基础就是健康，失去健康将失去保障。本书主要是从经济学视角进行综述。

根据发展经济学的观点，健康指一个人的可行能力，比较关注人们想去做他想做的事情和想成为他想成为的状态。经济学的效用理论也能解释，但与传统的收入消费理论有着本质的区别。阿玛蒂亚森的可行能力视角为研究健康提供了一个非常好的经济学视角。基于王曲和刘民权的观点，我们认为健康是人类的一项最重要的可行能力，体现了健康的内在价值。职业女性的健康是其可行能力的基础，如果没有健康去谈及主观幸福感，那么它就成为了空中楼阁。阿玛蒂亚森认为健康是一种特殊价值的自由。活得更长、活得更好是人类发展的基础，享受长寿和享受美好的生活是所有人所向往的，它甚至比财富更有价值。

与老人和病人相比，健康人具有更多的自由。如果一个人没有了健康，将在一定程度上约束其他的可行能力，如参加劳动的能力、受教育的能力、享受美好生活的能力、为他人做社会服务的能力。

从经济学看来，虽然主流经济学强调经济增长，效用理论强调愉悦和期望，但是发展经济学告诉我们，必须回到以人为中心，把人的健康置于经济研究的核心位置。将健康和美好生活作为经济学研究的主要目标，而不是单纯的 GDP 经济增长。有时为了人类的健康，甚至可以放弃单纯的 GDP 增长。健康是发展经济学的目标之一，体现了人类的可行能力。人们的寿命延长，发病率和死亡率降低，都有效地提高了经济的活力。因此，健康不仅具有理性价值，也具有工具价值。有了健康，才可以促进经济的发展，可以提高生产效率。女性作为主要的劳动力资源，其健康及健康人力资源也是经济发展的基石。

健康的工具价值主要体现在可以提高女性的劳动生产率，增加女性的收入，扩大其经济交往，提高其受教育程度和时限，实现有价值的人生。健康的身体可以繁衍更多的后代，实现良好的代际传承。

健康对劳动生产率和收入具有正向影响，前人文献表明健康指标包括营养状况、疾病水平和总体健康评价，但对男性和女性的工资方程进行检验发现，对于女性而言，并不存在正向的影响。还有一些研究并没有得出健康与经济产出之间的关系。营养水平的提高有助于劳动生产率的提高。但也有研究表明，它们的关系是非线性关系。当健康不佳时，增加营养摄入可以提高劳动生产率。但是，随着摄入量的不断增加，生产率呈现下降的趋势；当营养水平达到最高时，两者的关系甚至消失，这样对生产率的边际效应有递减的趋势。由于测量误差和样本人群的选择不同得出不同的结论，对于"U"形关系是否存在也得出不同的结论。

另外，BMI 指标对于劳动生产率的研究大部分集中于工资函数。将 BMI 作为自变量对待，使用了美国女性双胞胎调查数据，证实了出生体重对男性和女性工资都存在影响。

2.2.2 健康的经济决定因素

对健康的社会经济影响既有社会学因素，也有经济学因素，主要从相对收入、收入不平等、机会不平等方面进行分析。把健康视为一种资本存量，区别于其他人力资本。健康可以带来生命时间的延长。随着年龄增长，其存量会不断减少，必须通过投资，主要是健康投资，花费更多的时间和金钱投资于健康，如买医疗产品、养生保健等增加存量。在经济学框架中健康的决定因素除了医疗价格外，还包括一些非医疗卫生因素，如收入、教育、营养、生活条件。

有研究表明，教育健康与收入的函数关系是线性的。受到社会经济因素的调节，低收入者的死亡风险更高，教育水平高的死亡风险要低一些。由于健康与收入关系的跨国研究和国际研究较为丰富，这里不再赘述。在健康与收入的关系中，收入存在内生性，即健康增加了收入，收入又增加了健康。通过传统的 OLS检验，将会高估收入对健康的影响。因此，有很多学者通过工具变量估计法证实收入对健康存在的影响，普遍采用的工具变量法，如 2SLS 法。

2.3 主观幸福感的文献综述

2.3.1 主观幸福感的相关理论研究

被学术界称为幸福收入之谜的伊斯特林悖论，在今天的中国也出现了。很多学者认为社会不平等，尤其是收入差距扩大是导致幸福感降低的主要原因。中国的基尼系数显示目前城乡、地区、行业之间也存在贫富差距。二元结构被打破之后，在一元区内部也存在着较大的收入差距。同时数据表明，中国的幸福感下降了。中国社会科学院的调查数据表明，幸福感下降了 5 个百分点。当国家崛起和富强之后，幸福感却并未同时提升，这一现象被称为伊斯特林现象。这一现象在发达国家出现，也符合当今的中国。改革开放 40 年以来，收入差距与主观幸福感之间的关系仍然没有定论。很多学者对此进行了深入的研究，认为收入扩大打破了平均主义和大锅饭，让一部分人先富起来，先富带动后富，激励人们更努力地工作与提高幸福感，这被称为正向隧道效应。但上述的理论并未得到公认。

由于收入差距扩大之后不能保证机会平等，必然导致流动性下降，形成所谓贫者恒贫、富者恒富的效应，甚至出现马太效应，让贫困在代际之间进行传承。因此，从收入差距来解释伊斯特林现象对幸福悖论是不充分的，需要引入机会不平等视角，机会不平等视角是影响职业女性主观幸福感的更深层次的原因。尤其是机会的公平，包括起点的公平。

机会不公平视角是经济学视角，也是管理学视角。机会均等才能带来良好的预期，为努力工作、实现个人幸福提供必要的基础。当存在巨大的机会不平等时，微观个体往往放弃努力，或者怨天尤人，甚至形成反社会人格。相对于收入差距过大而言，机会不平等才是导致职业女性幸福感下降的更为深刻的原因。因此，本书从两大维度即收入差距和机会不平等对我国职业女性幸福收入之谜进行理论分析和实证验证，尝试性地分析了机会不平等对职业女性群体影响程度的一致性及其背后的经济原因。对设计财富分配政策以提高职业女性主观幸福感，具有十分重要的现实意义。

因此，对职业女性的收入进行"低、中低、中高、高"四个收入阶层的划分，以结合主观幸福感的关系进行研究。同时也分析机会不平等对职业女性主观幸福感的影响程度的一致性。不平等如何影响职业女性的幸福感？其内在的逻辑是什么？基于中国的国情提出收入差距与机会不平等影响推进主观幸福感的理论假说，并利用实证数据进行相应的实证验证。

收入不平等与机会不平等是社会不平等的两大方面，国内外学者认为不平等是影响居民主观幸福感的内在动因。梳理文献得出以下几种主流观点：第一，预期改变说。在古典经济学中，效用等同于幸福感，收入差距强化了近期收入的不确定性，从而降低了个人的幸福感；但也有学者认为收入不平等也会提高人的幸福感。正如隧道堵车一样，自己的车处于拥堵状态，但看见别人的车正在往前移动时，也会产生愉悦感。这是摆脱堵车的一种乐观预期，这一预期被称为正向隧道效应。但同时也会出现，旁边车道疏通了，但自己的车道中人员拥挤，则会出现负向隧道效应。收入不平等的预期改变将会极大地影响主观幸福感。第二，相对剥夺说。收入不平等产生了一种孤独感，孤独感是指与参照群体相比，自己处于劣势时所产生的负面心理体验。随着收入差距的扩大以及财富集中，低于平均水平或者是被平均的群体将会产生强烈的被剥夺感，从而导致职业女性主观幸福感的下降。也有学者从相对收入的视角展开了实证研究，但没有获得一致的结果。美国、俄罗斯、南非、英国、德国、日本都进行了相关的研究，采取的主要指标是基尼系数。他们认为，公平是不现实的，机会公平才是真正的公平。在机会不平等和幸福感的相关研究中，欧洲联盟指出如果个人对于外部环境难以掌控，社会缺乏公平将会影响个人的努力程度，会影响其所达到的福利水平。也有相应的研究表明，人们对于不平等的厌恶情绪表现为不患寡而患不均。这一点从很多公司的绩效考核中可以看出，虽然最后大家拿到的钱比以往更多了，但是由于收入不平等源于机会不平等，造成了对幸福感的挤压和丧失。

收入差距扩大后，相对剥夺感成为导致幸福感下降的主要原因。国内学者郭兴华对中国 10 个城市的调查统计发现，城市居民的相对剥夺感相对于农村更为强烈。他们普遍感到社会地位和经济收入正在下降。贫富差距导致了对未来收入预期下降，从而降低了幸福感。但也有学者提出，户口是造成幸福感的负面因素，户口制度所带来的身份差异也是导致幸福感下降的原因。但许多文献也肯定了正向隧道效应的合理性，这些学者认为，收入差距对幸福感没有显著的影响。而对于机会公平的感知，就会显著地影响主观幸福感，认同已经获得机会均等的居民，其主观幸福感水平越高。

基于前人的研究，仅从收入差距这一收入不平等视角进行实证研究，而没有从机会不平等视角进行阐释，将会低估机会不平等对幸福感的影响。在城乡收入差距对主观幸福感的影响方面，将基尼系数作为收入不平等的指标来推断对主观幸福感的影响。在这里，借鉴何立新、潘春阳的相关研究对影响职业女性主观幸福感进行进一步研究。

何立新等认为，收入不平等和机会平等是影响主观幸福感的重要原因。收入效应影响主观幸福感，主要取决于正向隧道效应；而机会不平等对主观幸福感产生负面影响。同时，正向隧道效应的相对强弱也取决于机会平等。因此，理解机会不平等是理解中国伊斯特林悖论的重要原因。

侯江红和刘文婧认为，健康和幸福是人所追求的永恒不变的两大人生课题。随着我国社会经济的发展，国民的健康素质有了较大的提高。但在当今日益激烈的竞争环境中，人们的心理压力和工作压力越来越大，亚健康人群和慢性病人群的比重也在不断增加。因此，我国提出了健康中国的理念，将健康中国上升为国家战略。健康是价值目标也是工具目标。健康是获得幸福感的前提，这已成为共识。健康与个人、家庭和每个职业女性的幸福息息相关。只有把健康放在优先发展高度，才能让职业女性感到有安全感和幸福感。对于职业女性健康及主观幸福感之间的关系及其影响因素，需要做进一步的深入研究。

2.3.2 主观幸福感的测量方法

幸福是人类的终极目标，也是经济学的目标之一。尤其对发展经济学，需要把人重新放在经济学之中。与传统经济学不同，它更加强调效用和工具理性。发展经济学认为幸福感是经济的目标之一。在此基础上，我们要分析已经存在主义幸福观，包括快乐主义幸福观、完善主义幸福观和神幸福观。亚里士多德是人善论的代表人物，认为幸福是最高的善。而神幸福观的代表人物认为，所谓幸福生活是指真诚与善意的快乐对于精神和灵魂的不断深化。快乐主义幸福观已成为发展的主流。所谓幸福，就是维持较长时间的对生活的满意，以及在生活中感到趣味性，愿意持久下去的一种快乐心理。偏好理论也进一步地发展了效应理论，效用和偏好是一种心理状态，难以观察，但是可以从消费者行为中进行判断。理性消费者往往通过企业行为以显示其偏好，这可以从其购买的商品及商品组合中发现，一般而言是为了实现效用最大而进行的组合。

主观幸福感的研究认为幸福是人自身对幸福水平的评价和判断，也有学者认为主观幸福感是对自己当前的生活状态与理想状态差距的一种认知。主观幸福感是指个体对其整个生活的一种总体评价，与主观幸福感相近的概念是生活满意度。这类研究比较关注经济因素，如收入工作等外部因素对于生活的影响。也有一些学者认为，主观幸福感是心理学概念，主要表现为内心的喜悦情感。与心理学研究不同，经济学更加关注理性认知在幸福感评价中的意义及比较自身生活状态与内心状态的差距，从而对主观幸福感进行综合评判。最近对主观幸福感评价主要采用量表。对于幸福水平的感受是一个排序变量，幸福感量表的信度效度可以通过检验。如在世界价值调查数据库中，主要采用了数量形式的主观幸福感测量方法，这在跨国幸福感研究中使用较为普遍。

2.3.3 主观幸福感的维度与结构

幸福是奋斗出来的，我们的初心和使命就是为人民谋幸福。但同时也看到，幸福感的提升仍然存在着较大的空间，这也是未来社会改革的目标之一。西方学者对幸福的研究源于西方哲学，对幸福问题的探究存在两大学派：禁欲学派和享乐主义学派。这两个学派是通过幸福与物质所带来的快乐是否相关来区分的。先贤们对禁欲与物质满足所带来的快乐进行了深入的探讨，为后来幸福经济学的产生提供了思想根源，其中某些观点与中国古代墨家思想和儒家思想有一定的相似之处。

伊斯特林悖论提出其思想根源在于效用理论的发展，从稀缺的角度分析价值并为幸福经济学的提出奠定了理论基础。幸福理论分为主观幸福与客观幸福。从辩证法来看，主观幸福与客观幸福的界限并不是绝对的。主观幸福与客观幸福存在着交集：主观幸福感具有客观的基础，客观幸福也无法避免主观因素的存在。因此，主观幸福感相当于英语中的 Happiness，而客观幸福更接近于福利，与 Well – Being 更为相似。

从实证和计量研究来看，收集客观幸福数据的成本较高，在研究中较少被运用。而主观幸福感具有一定的便利性，在实证研究中被广泛采用。无论是在心理学、经济学还是在社会学中，幸福感已经成为包含健康、财富、快乐乃至信仰的综合感知。著名的萨米尔森幸福方程认为幸福等于效用与欲望的比值。黄有光也提出了可行能力效用观。心理学从神经系统找寻幸福的根源。社会学者强调社会网络和社会资本对于幸福感的作用，认为幸福感不仅源于人格特质与经济变量，也与人和外界的社会网络相关，这是因为丰富的社会交往是幸福的共同特征之一。部分专家甚至认为，社会交往相当于一定的隐性收入。这一观点，对从社区层面找寻居民幸福的来源具有一定的现实意义。

从伊斯特林开始，对主观幸福感进行了深入的跨国研究，提出了幸福悖论。在微观层面，收入的高低影响幸福感；但是，纵向比较发现幸福感与国民经济总量的增长并不相关；从法国来看，说明平均幸福感与经济发展水平也会呈现出显著相关。这形成了著名的伊斯特林悖论，成为长期以来学术界争论的热点。徐冬冬在居民幸福感的综述中提出了主观幸福感的研究主线，在伊斯特林悖论之后，形成了相对稳定的研究范式，即收入与主观幸福感的关系范式。在此基础上，其他学者将消费人口学特征、宗教信仰、社会资本、劳动力市场、健康生活方式等引入主观幸福感的研究之中。上述研究从属于收入与幸福感的关系研究范式。人口特征方面，如年龄、受教育程度、性别、健康均是通过收入因素向主观幸福感进行传导的。伊斯特林采用了相对收入的观点，对于社会资本，公共政策等也是通过收入向幸福感进行传导的，这一隐性传导路径与上述研究范式息息相关。

2.3.4　简要评述

主观幸福感的研究非常庞杂，呈现出多元化的计量方法倾向。研究越来越侧重于从微观层面进行计量的建模，引入了 Logit 模型、Profit 模型以及面板数据模型，基于微观与宏观、动态与静态的视角对主观幸福感进行了全方位的研究。

西方对主观幸福感的研究较为系统，尤其是在微观层面。许多高质量的计量经济研究，如 Yang Yang 从年龄时期和队列视角对美国居民主观幸福感进行了动态的研究。李平则从生育与幸福感的角度，运用年龄队列模型进行基于中国数据的实证研究。通过队列研究发现，每一代人的幸福感存在着显著的差异，受教育程度、生育率多与主观幸福感相关。正如伊斯特林指出的，基于中国幸福感权威 2000~2010 年调查数据，中国幸福感呈现"U"形趋势，并且呈现下降的走向。在 2000 年左右，出现了平均值的低谷。中国从平均主义到非平均主义是影响中国幸福感的主要原因之一。宏观的通货膨胀，以及企业对社会责任的剥离，都使幸福感产生了下降趋势。

基于以上分析可知，主观幸福感与收入密切相关。但是，相对收入的作用机制要强于绝对收入。影响主观幸福感的因素具有层次性，相对收入可以有效地导致幸福感下降，主要的内在机制在于参照比较，以及中国文化中的平均主义倾向。改革开放带来的竞争机制以及压力也导致了某些职业幸福感的下降。职业女性的主观幸福感，受制于多个层面。与一般的主观幸福感相比，职业女性存在着多重社会角色，如家庭与职场的平衡冲突以及婚姻关系，这些是与一般人的主观幸福感不一样的地方。因此，职业女性的幸福感与相对收入、受教育程度、社会经济地位有一定的关系。同时，女性也承担着生育子女的责任，在子女教育方面也有较多的投入。良好的婚姻关系和家庭、家务的分摊有助于提升其主观幸福感，以及改善健康情况。同时生育不同性别的子女，给一些职业女性带来的幸福感可能也是不一样的。另外，社会资本的多寡也会影响职业女性的幸福感，前人的研究多认为社会资本有助于主观幸福感的提升，但社会资本对于城乡居民主观幸福感的影响是不一样的。另外，也有学者认为宗教信仰对主观幸福感存在一些影响。

党的十九大以来，社会主要矛盾即人民日益增长的美好生活需要和不平衡不充分的发展之间的矛盾已成为大家关注的焦点。不同的生态环境也会影响个体的主观幸福感。由于本书主要是从经济学角度于微观进行透视，因此环境污染与主观幸福感的相关性并不在本研究范围内，这有待今后的进一步研究。

2.4　职业女性健康及主观幸福感的相关研究

2.4.1　职业女性健康及主观幸福感的研究现状

《中国职场女性心理健康绿皮书》发现，当代女性心理问题突出。工作和经济压力均成为影响年轻职场女性健康及主观幸福感的重要因素。同时，过度使用手机等电子产品等不良生活方式正成为职业女性的健康隐忧。激烈的职场压力给职业女性带来了较多的身体与心理方面的健康忧患。睡眠问题以及抑郁、久坐等白领生活方式对职场女性的健康影响尤为重大。虽然职业女性的健康意识较强，但仍缺乏专业的指导。《中国职场女性健康及主观幸福感白皮书》是专业的，经过权威的调查，其样本覆盖中国全地域。在身负多重角色和多重压力的中国职业女性群体中，身体健康与心理健康都不容忽视。调查表明，超过80%的职业女性都出现了焦虑和抑郁的情况，"80后""90后"职场女性健康及主观幸福感问题较为突出。尤其是孕产期，已成为职场女性负面情绪高发的关键时期。约90%以上的职业女性出现了心理与躯体不适的症状；全世界近50%以上的女性出现易怒、着急、烦乱、恐惧以及情绪障碍等情况。部分职场女性出现了因躯体反应颈背部疼痛和头痛而感到不幸福。纵观2018年和2019年的《中国职场女性健康及主观幸福感白皮书》，对于中国职业女性而言，工作压力、经济状况和外貌身材是三大主要因素。越年轻的一代，困扰越多。相对于"80后""90后"而言，"60后"和"70后"群体将家庭与生活的平衡放在更重要的位置上。"80后""90后"由于较高负荷的工作压力以及微信让工作与生活缺少分界线，同时通勤成本过高以及睡眠时间过短等因素也加大了职场的压力。对于"80后"和"90后"而言，升职加薪等职场竞争关系更为显著。但不管什么群体，熬夜现象已经成为普遍的问题，并且催生了低头族和手机党。

职场女性的营养膳食情况也令人担忧。对身体健康和心理健康也会产生一定的影响，从而导致慢性疾病的发生。《中国居民膳食指南》2016版提出了符合中国人饮食习惯的膳食金字塔结构，列出了五大类基本食物的配比。普通人应每天摄入12种以上食物，每周摄入的食物种类不少于25种。合理的膳食和营养摄入有利于促进身心健康，改善心情和提高幸福感。但是由于工作压力大，经常三餐不定、出差和旅途奔波导致职业女性难以获得正常的营养摄入。

体育运动和体育锻炼有助于提升睡眠质量、提高职场女性的幸福感。同时培养良好的兴趣爱好以及社会交往有助于负面情绪的宣泄，提高主观幸福感。此外，咖啡、酒精都会对健康产生一定的影响，尤其会导致人体生物节律性发生变化。当然不得不承认，受到遗传因素和家庭环境的影响，每个人对外部不良情绪的反应是存在异质性的。有的职业女性可以轻松化解矛盾，有的职业女性由于外部刺激而导致了严重的抑郁和焦虑问题。

2.4.2 职业女性健康及主观幸福感的劳动经济学研究

中国女性劳动力的劳动参与率已经超过了60%。也就是说中国女性人口的一半以上都参与了劳动。但是，由于受传统文化的影响，女性背负着家庭和职场的双重压力。中国职业女性存在着严重的亚健康状态，睡眠质量较差。办公室白领生活已成为导致职场女性健康及主观幸福感偏低的重要因素。另外，中国职业女性健康及主观幸福感管理缺乏完善的指导。一些负面情绪，如抑郁、焦虑已导致中国职业女性的健康及主观幸福感偏低。

《中国城市职场女性健康绿皮书》提供了非常有价值的第一手数据。在"90后"职业女性中提及最多的是工作压力。通过案例可以知道，很多女性存在着失眠和肠胃不适以及颈椎、腰椎酸痛等问题，部分女性出现了月经不调和痛经。近一半以上的受访者表示存在着失眠或睡眠问题。久坐于电脑前、忙于工作、不能按时吃饭、频繁加班熬夜等，都是职业女性普遍存在的问题。部分女性已经意识到这样的问题，但是缺乏正确而系统的健康指导。健康管理也不到位，部分企业和单位的健康管理工作只是停留在口号上。从职业女性参与体育运动的情况来看，跑步比较受欢迎，也有很多职业女性选择瑜伽和冥想。但是，在健康教育方面，许多网红的健身方法其实并不科学，有很多职业女性热衷于节食减肥。在心理健康方面，中国职业女性40%以上自评心理健康水平为一般或者不高。以世界卫生组织对健康的界定，健康乃是一种身体上、精神上的良好状态以及适应能力，而并不仅仅是没有疾病。基于这样的认识，我们发现，超过50%的职业女性心理是比较健康或者是非常健康的，但也有50%左右存在着这样或那样的问题。除了心理问题外，很多职业女性比较宅。这种宅体现的是社会交往的不足，不利于负面情绪的宣泄。正如《中国城市职场女性健康绿皮书》中24岁李小姐的例子：我感觉越来越孤僻了，现在不想认识新的朋友，也不想和别人说话。

工作压力较小的职业女性心理健康较好，但是工作压力较大的职业，如医生、编辑、教师等都存在着心累的状态。而年龄偏大、已婚有孩女性的情况更加糟糕，她们往往上有老、下有小，人到中年，非常容易感觉心累，且大多数缺少旁人的理解和倾诉对象，只能自己来消化这些负面情绪。由于竞争压力的加大，很多职业女性不得不推迟生育，并且在生完孩子之后，要将大部分精力用于照顾孩子，于是就会出现事业和家庭平衡方面的问题。有些职业女性为了晋升的需要，选择暂时不生育孩子，甚至一直处于丁克家庭状态。但是，她们中的部分人从内心里是希望成为母亲的，所以有的会选择冷冻卵子。另外，如果出现了心理问题，很少有女性会去选择寻求精神科医生的帮助。

职业女性的健康现状不容乐观。我们认为女性是社会的重要建设者，但中国职业女性的健康却得不到应有的保障，不健康的女性获得主观幸福感的情况更为渺茫。这需要社会各界的共同努力，以助力健康中国的发展，这应该是从行政管理的角度进行职业女性健康及主观幸福感的治理。

2.4.3　职业女性健康及主观幸福感的人口经济学研究

人类的幸福，必须建立在身体健康和精神安宁的基础上，这为我们研究职业女性的健康与幸福感提供了理论基础。职业女性保持健康，既是对自己的义务也是对家庭的义务，更是对社会的义务。

职业女性属于劳动年龄人口，本地人口健康对社会经济发展有重大的意义。在整个生命周期中，劳动力年龄是对社会经济发展贡献最大的阶段。这些女性正处于社会主义初级阶段，巨大的社会经济变革和社会变迁之中。相比性别比例失调、独生子女社会问题以及贫困人口问题，人口健康问题显得更为突出。而经济发展，必须要以人为本，科学地解决健康及幸福感问题。

作为一个发展中国家和世界第二大经济体，在经济现代化的同时，也必然要求人口的现代化发展，这是人民幸福生活的前提保证。以人的健康利益为本，以人的幸福生活为本，以人为本的人口观，作为这样一个价值标准和价值判断，对于中国这样的人口大国而言，考虑经济效益也要考虑社会公平，涉及千家万户的职业女性的利益及其背后的家庭。在此基础上做好人口资源与环境的统筹发展，同时去协调好经济发展，促进社会公平，这样才能有效地提升职业女性的幸福感和健康收益。

人力资本理论作为经济学的重要理论之一，舒尔茨最早提出人力资本是一种重要的经济资源。认为与教育相比，健康也是人力资本的重要组成部分。把健康视为一种投资相比，健康作为一种人力资本投资，可以有效地促进经济和社会的发展；同时也会提高微观个体的主观幸福感。个人的主观幸福感与经济发展是一致的。从本质上来说，一个经济高速发展的社会，而群体感知主观不幸福，这就构成了一种矛盾。一个忽视健康的社会不是一个正常的社会，一个不追求主观幸福的社会也不是一个良好的社会。健康是否能够有效地提升职业女性的主观幸福感？同时健康作为一种人力资本的存在，又与哪些因素有关？影响因素和影响机制如何？现有的理论还不能给予令人信服的回答。但是，前人的理论贡献已经为我们奠定了坚实的基础，即在当今知识经济时代职业女性的健康与主观幸福感之间存在着某种关联。

2.4.4　职业女性健康及主观幸福感的社会经济学研究

最早对主观幸福感进行研究的是心理学和社会学。近年来，主观幸福感也被心理学和管理学作为研究热点。职业女性健康及主观幸福感和两者之间的关系主要集中在非经济因素影响健康水平和经济收入水平，以及人口学特征对幸福感产生一定影响。以往的研究集中于老年人幸福感和健康状况之间的关系，也包括留守儿童和大学生群体的主观幸福感与心理健康的关系研究，同时也包括湖北省、四川省等相关省份主观幸福感与健康的关系研究。赵斌和刘米娜运用中国综合社会调查数据，将主观幸福感划分为两大维度，即情感成分和认知成分，并通过回归模型表明了二者的关系呈正相关关系。边燕杰和肖阳使用 CGSS 数据，对中国和英国的主观幸福感进行了对比研究，发现英国人的健康水平高于我国居民，即较高的健康水平和幸福感呈正相关关系。侯江红和刘文婧从社会资本的视角对居民健康与主观幸福感的调节效应进行了相关研究。以上研究都为本书研究提供了理论基础。

采用 CGSS 数据进行健康状况和主观幸福感的关系研究已形成了丰硕的成果，但是针对职业女性的特殊群体仍需进一步的研究和探讨。

社会资本在健康与主观幸福感之间存在着调节作用。侯江红认为，健康既包括身体的健康，也包括精神的健康以及社会交往的健康。身体健康是物质基础，心理健康是精神支柱。良好的情绪有利于改善身体健康，甚至可以抑制疾病。社会资本作为人际关系网络中的重要资源，与健康之间有紧密的关系。国外社会资本对健康的研究取得了丰硕的成果，但我国研究社会资本影响健康的成果较少。职业女性所占有的社会资本的多寡，对于健康的感知和健康状况都有一定的影响。对社会资本最经典的划分是认知资本和结构资本，结构社会资本主要是指社会网络。本书以社会信任代表认知社会资本。社交网络代表结构资本，选取邻居朋友以度量居民个体的社会网络规模。从健康及主观幸福感与社会资本的现状来看，居民的健康水平处于中等偏上水平。居民的主观幸福感水平较高，基本上处于中上水平。从认知资本和结构性资本而言，居于中上水平。研究证实了社会资本调节效应的存在。信任和邻里朋友交往，在居民主观幸福感与健康的关系中起到了正向调节作用。针对一般居民而言，情况如此，但对职业女性是否适用则需要数据的检验。社会资本可以通过社会信任和社会交往网络影响居民的健康及主观幸福感。政府应鼓励健全各类社区社会组织，个人也应加强自身社会资本的积累，以利于健康水平和主观幸福感的提升。

2.4.5　简要述评

下面针对主观幸福感与其他变量的关系进行评述分析：

第一，人口统计学变量与主观幸福感。前人采用双胞胎的主观幸福感进行纵向研究，认为同卵双胞胎的主观幸福感水平比异卵双胞胎的幸福水平要高。部分研究倾向于人的主观幸福感是由基因决定的，而不是后天决定。但是，另外一些研究表明，主观幸福感受到基因的决定存在一个限度，个人的主观幸福感只是围绕这个限度进行上下波动。也有学者认为，社会文化特征是造成主观幸福感的一个很重要的因素，存在东西方文化差异。如美国人的自尊感和主观幸福感有很强的相关性，但在东亚地区，中国香港的主观幸福感则更加强调人际关系的融洽。近年来，我国研究人口统计学变量与主观幸福感的研究已经引入了预期理论、适应理论等，往往比较关注的变量为性别、年龄、婚姻、户口。研究表明，主观幸福感存在性别差异。在主观幸福感方面，女性对生活期望值也较低，对现状容易包容、乐观。老年人的主观幸福感与职业人群存在很大差异，认为只要身体健康、工作稳定、事业有成即可。健康是影响幸福的重要原因，和年龄具有一定的相关性。研究表明，在对健康进行控制之后，年龄与主观幸福感呈"U"形曲线关系。中年人的幸福感水平相较于年轻人和老年人最低，成为一个低谷。因此，上述研究可以为研究我国职业女性，尤其是中年职业女性的幸福感提供理论基础。

第二，在收入与主观幸福感的关系中，经济学家更加关注收入等相关经济变量对主观幸福感的影响水平。这与传统经济学对于效用的理解不同。传统经济学认为，更高的收入意味着更高的幸福。高收入可以带来一切，个人偏好和需求欲望的满足等都依赖于收入水平的提高。尤其是消费主义观、强调幸福是与收入相关的，越多越好。而节俭主义则认为幸福与收入无关，越少越好是节俭主义幸福观的理论依据。伊斯特林认为一个国家的人均收入与幸福并不存在相关关系，这就是所谓的伊斯特林悖论，又称收入幸福之谜。幸福源于人们对欲望的认识。因此，与发达国家相比，发展中国家主观幸福感较高；但与收入较低的非洲国家相比，并没有增加很多。

第三，在机会不平等与主观幸福感的关系中，用相对收入来解释主观幸福感，其理论基础主要基于社会比较理论。人们主要是通过参照体系来建立幸福感的认识。一方面，人们会看重自己的绝对收入，同时也会将自己的收入与过去的收入、与同行其他人的收入对比。职业女性会根据朋友圈和同学、朋友、亲戚的比较来判断自己收入水平的高低。另一方面，中国受传统文化的影响，不患寡而患不均。在同一单位内部的收入差距拉大，导致较多的人际冲突和办公室政治，诱发各种精神和心理问题。

第3章 理论分析框架与总体研究设计

经济学是使人幸福的学问。——萧伯纳

3.1 理论分析框架

3.1.1 早期环境与教育资本之维

本书的理论框架主要围绕以下几个方面开展，从早期社会环境与教育人力资本对我国职业女性健康及主观幸福感的影响进行理论分析和实证检验。我国职业女性的健康不平等和主观幸福感的差异主要来自早期环境。相对于其他社会群体，如男性、农村女性而言，早期环境与教育人力资本的差异决定了职业女性的健康平等及主观幸福感。与自然因素基因一样，父母的社会经济地位，如父母的受教育程度、父母的职务都对职业女性的健康及主观幸福感产生一定的影响。这主要是基于个体生命早期投入而言的。在职业女性正式进入劳动力市场后，即正规就业之前，家庭环境和早期教育人力资本的投入为女性进入职场进行了早期准备。当正式进入职场之后，工作与家庭之间的平衡则成为职业女性面对的主要生活挑战，这是造成职业女性健康及主观幸福感差异的主要原因。与男性不同，职业女性要承担过多的家务劳动，同时又不得不面对工作的挑战。这是与农村女性不同的地方。影响职业女性健康与主观幸福感的早期阶段，主要界定为尚未进入职场之时。如图 3 – 1 所示。

3.1.2 工作与家务时间之维

随着职业女性进入劳动力市场，工作时间、休闲时间以及照料家庭时间构成了整个职业女性的主要人生轨迹，成为影响职业女性健康及主观幸福感的主要阶段。在这个阶段，职业女性进入职场并发挥其主力军的作用。我国职业女性在人口红利消失的今天为我国经济发展和社会稳定提供了源源不断的劳动力补充。这部分主要是从劳动力市场角度来进行探讨的。主要是考虑到工作和家庭是女性的

图 3 – 1　早期环境对职业女性的健康与主观幸福感的影响

两大责任，尤其是对工作内涵的认识随着时代的发展有新的发展。笔者认为，这里的工作主要是指发薪水的任务，而家庭责任很多是无薪水的任务。因此，我国职业女性的主观幸福感极大地受到家庭责任的影响。基于时间差异的职业女性的时间资源配置如图 3 - 2 所示。

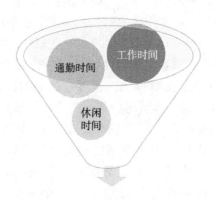

图 3 – 2　基于时间差异的职业女性的时间资源配置

3.1.3　机会公平之维

　　主要是从机会不平等的视角透析我国职业女性健康及主观幸福感的背后逻辑。学者往往从结果角度来看健康不平等和幸福差距，但是健康不平等和幸福差异有时是与自身相关联的。如有的职业女性生活方式不健康，贪恋美食但又不愿意进行体育锻炼，导致身体健康受损；有些职业女性忙于工作，追求所谓事业的成功从而忽视与配偶的关系，这些都会导致其幸福感的丧失。因此，从健康不平等和幸福差距的结果来看，其背后原因显得较为复杂。我们应该从机会不平等的视角来看健康不平等和幸福差距。通过分析发现，有些是由机会不平等造成的，尤其是职业女性在就业、生活中存在的许多不如意之事；有些来自职场或用人单位；有些来自雇主的歧视，尤其是性别歧视，导致其在就业和薪酬上处于劣势。而这背后的根源在机会公平方面往往不尽如人意，尤其是早期的教育资源和健康资源对职业女性存在着不平等。尤其是较为贫困的家庭，往往忽视女性教育资源的投入，很多地区仍然存在着重男轻女的现象。因此，从机会不平等的视角研究我国女性健康及主观幸福感，丰富了发展经济学的理论，本书提出了健康不平等以及健康差异中的不平等指数，并运用中国数据进行了实证研究。

3.1.4 生命历程之维

本部分是从生命历程的视角对我国职业女性进行全生命周期的分析。作为一个微观个体，从时间效应来分析我国不同出生队列群体职业女性的幸福感及健康状况的差异。通过 APC 模型，我们系统分析了年龄效应、时期效应和世代效应。这三种效应对从生命历程的视角研究职业女性全生命周期的健康和幸福至关重要。首先是年龄效应。18～60 岁的职业女性是我们的研究主体，按照年龄可以划分为青年、中年、老年。随着年龄的增长，主观幸福感和健康逐渐下降，这是必然的趋势，但也存在一些例外的情况。通过这些划分，我们希望找到其中的调节机制。其次是时期效应，该效应在以往的研究中较为常见，主要是研究不同时期我国职业女性健康及主观幸福感的差异。我们的研究样本是 2010～2015 年不同年份的职业女性，其总体情况会有一些差异。最后是最为重要的世代效应。世代效应也称为出生群组效应或出生队列效应。该效应主要反映的是不同出生代际职业女性在健康与主观幸福感之间的差异，即"60 后"与"70 后"以及"80 后""90 后"之间存在着显著的差异，这些差异是由于不同代际群体所经历的社会事件不同而形成的。综合以上三个维度，我们将"早期影响—工作家庭—机会公平—生命历程"作为本书的理论分析框架。通过该理论分析框架，可以对我国城市之间女性健康及主观幸福感进行较为全面深入的分析（见图 3－3）。首先，在经济学的视域下，从女性微观个体整个生命历程中所遭遇的涉及健康及主观幸福感的生命事件和人的生命周期出发，寻找影响职业女性健康及主观幸福感的早期环境影响。其次，从机会公平与工作家庭两个维度，对于职业女性健康及主观幸福感的影响因素进行分析。最后，从整个生命历程出发，对我国职业女性幸福及健康的代际差别进行时间效应分析。通过以上分析，我们希望寻求以下的突破。第一，形成一个较为完整的体系，可以对我国职业女性健康及主观幸福感进行多维度的刻画。第二，对其影响的社会经济因素，从经济学视角进行理论分析，站在幸福经济学和发展经济学的高度，结合劳动经济学和健康经济学，对职业女性健康及主观幸福感这一问题进行经济学的透视。第三，对于主观幸福感和健康差距，一方面要看到结果不公平，另一方面也要看到机会不公平。职业女性的主观幸福感研究需要站在幸福经济学和发展经济学的视角将人重新放回到经济学的中心。这样既可以对健康和主观幸福感的研究有宏观的把握，看到职业女性与经济发展和社会进步之间的关系，同时又可以从微观角度从经济学角度分析其社会经济因素，找到可以消除其健康不平等和幸福差异的主要影响因素。

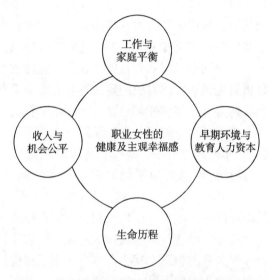

图 3 - 3　职业女性健康及主观幸福感的影响因素

3.2　总体研究设计

3.2.1　研究设计的类型

基于混合研究设计的范式，主要陈述混合研究的类型、设计的路线图和程序、数据收集程序、数据分析程序。本节将详细论述我国职业女性健康及主观幸福感的总体性研究设计框架，采用定量研究方法，遵循研究三要素，从建构知识观的哲学假设、形成研究策略的总体工作以及收集分析数据对本书所涉及的研究设计进行综述。因为单纯的定性研究和定量研究已不能满足需要，所以我们采用混合研究的策略进行本书的研究设计。当前的很多研究不能划分为纯粹的定量研究和纯粹的定性研究，很多研究处于两者构成的连续统一体中。更为精准的表达是，研究在本质上会更多地倾向于定性研究或定量研究。本研究本质上更多倾向于定量研究，但也不排除定性研究的方法。本书的研究框架，需要把哲学理念、研究策略和研究手段等要素融入混合研究路径之中。

本书研究基于什么样的知识观？贯穿整个研究步骤的研究策略是什么？采用了什么样的资料收集和分析方法？简而言之，研究的三大要素即知识观、研究策略和研究方法，共同形成了混合研究路径。

与研究方法相比，研究问题才是核心。本书关注女性健康及主观幸福感，将较为关注本身的研究问题，运用多种方法获得研究问题的知识性内容。综合研究设计，在研究设计中将定性研究与定量研究相结合进行自由的选择。与此同时，根据研究问题的需要，自由地选择与研究目的适合的研究方法、研究技术和研究步骤。为了更好地分析研究问题，同时使用定性资料和定量资料，结合案例进行分析。实用主义哲学观认为，任何研究都是存在于一定的社会、历史时空背景下的。对我国职业女性主观幸福感及健康差异的研究，也基于我国近几十年来的时空背景，在改革开放 40 年来的过程中，我国职业女性的健康及主观幸福感逐渐变化而通过混合研究设计，可以更为深刻地分析这一现状并提供合乎逻辑的解释。

与定量研究相关的策略中，本书主要采用调查数据进行实证分析，其中包括自然实验方法和准实验方法。经济学难以通过实验室进行实验研究，因此往往采用准实验的方法进行因果关系的识别。其中，本书选用了较为科学的中国综合社会调查数据库，该数据来源于中国人民大学，通过长期的数据收集，并使用问卷法和访谈法进行了纵向数据收集，可以从样本中推断总体的情况，这为研究我国职业女性健康及主观幸福感提供了丰富的样本和数据。CGSS 数据库的数据收集处理方法也较为科学合理，数据清理也做得比较彻底。

与定性研究相关的策略中，20 世纪 90 年代以来，定性研究得到了长足的发展。民族志研究、扎根理论、个案研究和现象学研究成为时代的宠儿。在民族志研究中，研究者通过收集数据，尤其是用直接观察到的资料来研究一个文化群体。对文化群体历经岁月沧桑而文化风貌保存完整的过程可以结合背景逐步探索遇到的事实。扎根理论则是研究者从参与者的视角，通过多阶段资料分析提炼分类资料之间的相互关系。而个案研究则是将某一过程、某一个体予以深入探讨。现象学研究则是通过关于现象的人类本质、经验本质理解经历过的经验，既是一种哲学，也是一种研究方法，也往往将自己的经验包含在意义系统之中。

采用混合研究设计，以实用主义哲学为基础建构我国职业女性健康及主观幸福感的知识体系。通过数据资料和文本资料能反映定性研究，也能反映定量研究。因此本书是基于实用主义混合法设计的研究策略，以及封闭式测量、开放式观察的研究方法，对于我国职业女性健康及主观幸福感差异进行了混合研究设计。在具体操作中，本书主要采用中国综合社会调查数据作为定量研究的基础，同时结合案例分析和叙事方法，结合身边女性幸福相关的故事对一些个体进行访谈，并从中体验她们的幸福和痛苦。由于采取现实数据，因此其数据收集的过程是方便易得的。这既可以获得大范围的调查数据，从而在总体上把握我国职业女性健康及主观幸福感的变化，又能够获得有代表性的女性个体的案例和人生故事体验。

虽然作为混合研究设计要收集和分析数据（包括定性数据、定量数据）要耗费较长的时间，但随着时代的进步，收集数据越来越科学化。使用二手数据，尤其是比较成熟的数据库，可以有效地降低研究的难度。同时结合个案研究对身边的故事进行分析和整理的独特的研究方法，适合既喜欢定量研究，又偏爱定性研究的研究者。因此，本书主要采取了这种方式。

3.2.2　研究设计中的伦理问题

在收集资料时，要尊重参与者及其所在的场景。由于本书采用的是二手数据库，同时也结合了个人访谈，因此可以有效地避免对研究对象的伤害，包括法律上的伤害和心理上的伤害。在研究中，她们有退出的权利，没有被强迫参与；不是采用逼迫式的追问，而是充分尊重其权利。在研究设计时也充分考虑到与被研究对象取得合作关系。在研究的各个阶段都积极寻求被访问职业女性样本的帮助。由于本书采用的是公开数据库，因此不存在保密问题。由于公开数据库已经遮蔽了姓名和地区，所以也不存在隐私问题。

在数据分析时，也有良好的伦理策略。对于研究过程中的个体信息保护，将姓名与档案分离。对被访对象，尤其是定性研究中的对象，保护其真实身份。相关资料保存 5 年，5 年之后会自动销毁以避免外传。研究设计的每个细节，都在本书研究中进行了合理的披露。相应的数据程序和代码均是真实有效的。对于研究结果，本书采用了真实的反映，不存在任何权利上的滥用。

3.2.3　混合研究设计中的研究问题和研究假设

作为更倾向于定量研究的混合设计，因为纯粹的定量研究需要明确每一个研究问题和研究假设。这些研究问题和研究假设中的变量需要被固定下来，对它们进行描述和分类对比，寻求自变量与因变量之间的因果关系。通过数学模型可以看到变量之间既有线性关系也有非线性关系，因此在研究问题的基础上本书提出了具体的研究假设。而混合研究方式与定量研究不同之处在于需要划分第一个阶段的研究问题，第二个研究阶段的问题在整个研究一开始其实是难以确定的，需要在第一个研究阶段的基础上进行提炼。研究问题和研究假设详述如下：通常使用定性与定量相结合的研究。其顺序决定了某个研究问题的优先性。定量研究与定性研究所占的比重也决定了问题的顺序。而混合研究的特色就在于，在开始每一个研究阶段时，只提出阶段性的研究问题，而不是在整个研究提出所有的问题。

本书采用无顺序化定量法优先的研究策略。收集数据方案中的定性和定量研究在同一时间段被收集，其实也基本上是同步的。

混合研究设计是层层递进的：在第一个研究阶段，本书提出了早期环境对职业女性主观幸福感的影响，对此提出研究问题。这个阶段本书采用了人力资本理论，主要是教育和健康人力资本理论。本书的研究问题是：哪些早期因素会影响我国职业女性的健康基础和幸福感？在此研究问题基础上，提出了以下三个方面的研究设想。

H1：早期环境对于职业女性的健康水平有正向影响。

H1a：父母的受教育程度对于职业女性的健康水平有正向影响。

H1b：父母的收入对职业女性的健康水平有正向影响。

H1c：父母的社会地位对职业女性的健康水平有正向影响。

H2：早期环境对职业女性的主观幸福感有正向影响。

H2a：父母的受教育程度对职业女性的主观幸福感有正向影响。

H2b：父母的收入对职业女性的主观幸福感有正向影响。

H2c：父母的社会地位对职业女性的主观幸福感有正向影响。

H3：教育人力资本对职业女性的主观幸福感有正向影响。

在这里主要是通过义务教育法与高校扩招进行断点回归设计，进行相应的研究。

研究的第二阶段是针对工作时间与家庭照料，对职业女性健康及主观幸福感进行相应的研究。

H1：工作时间对职业女性健康及主观幸福感不平等有正向影响。

H2：工作时间对职业女性主观幸福感有正向影响。

H3：家庭照料对职业女性健康及主观幸福感有负向影响。

H4：家庭照料对职业女性主观幸福感有负向影响。

主要采用个案研究和叙事法，结合 CGSS 实证数据，进行定量与定性相结合的研究，并在此基础上获得对于职业女性一般性的认识。

研究的第三阶段主要是根据第一阶段和第二阶段相应的研究结论，提出了机会不平等是影响职业女性健康及主观幸福感的主要原因的观点。

H1：我国职业女性健康及主观幸福感不平等，主要包括机会不平等和努力不平等，机会不平等要大于努力不平等。

H2：我国职业女性收入不平等，主要包括机会不平等和努力不平等。努力不平等大于机会不平等。

H3：我国职业女性健康不平等负向影响主观幸福感。

H4：我国职业女性收入不平等负向影响主观幸福感。

H5：我国职业女性机会不平等负向影响健康不平等。

H6：我国职业女性机会不平等负向影响收入不平等。

H7：我国职业女性机会不平等负向影响主观幸福感。

H8：社会经济地位调节了我国职业女性机会不平等负向影响主观幸福感关系。

混合研究设计在此主要表现为其倾向于采用定量研究；同时也结合了部分个案分析，如针对特级教师离职事件以及部分对不同社会阶层的职业女性进行的访谈；并从定性和定量两个层面对上述生命周期和生命历程进行了分析。

3.2.4　样本总体和参与者

本书研究的样本总体是我国职业女性。研究样本主要采用的是中国综合社会调查数据库 2010~2015 年的全部样本，也包括了 CFPS2018 年的最新数据。根据研究的需要，本书剔除了男性和户口为农村的女性，包括军人和无户籍者。每一年的样本保留在 2000 人左右，并通过这一样本去推断我国总体。同时访谈了数名来自不同阶层的职业女性，分享她们的故事，体会她们的幸福快乐和痛苦以及她们对生活的认知和态度。这些样本也反映了我国成年女性的总体观点和看法。受访对象来自一线城市、二线城市和三线城市。由于笔者所处的地域是二线城市，可以在一定程度上保证研究对象具有一定的代表性，能够真实地反映我国现阶段职业女性健康及主观幸福感差异和幸福感的问题。

第4章 基于早期环境与教育资本的职业女性健康及主观幸福感

幸福并不在金币挥霍的房屋底下。——巴尔扎克

4.1 早期环境与职业女性的健康与主观幸福感

本书基于经济学的相关理论，基于排序 Probit 估计模型并使用 CGSS 微观数据库，从家庭背景，特别是父亲和母亲的教育职业和社会经济地位研究了代际传承问题，对于职业女性的健康及主观幸福感而言，早期的资源和社会关系在很大程度上决定了职业女性未来的人生道路。

事实上，大部分国家和地区具有经济增长与机会不平等伴随的情况。父母与子女社会经济地位的差异导致不同家庭的第二代未能被提供平等的发展机会，以致收入与健康不平等具有代际传递性。且早期家庭环境和教育在职业女性的生命周期中具有持久作用，早期家庭环境是塑造职业女性职业成就和家庭幸福的重要场所。这一环境因素，对于代际传递具有较强的影响力。研究早期家庭环境、教育，对职业女性的健康及主观幸福感的影响有助于理论上解释健康与主观幸福感的代际传递机制，破解由于收入和财富不平等所带来的代际传递现象。而切断这种代际传递性，有助于社会的公平正义。

代际差异会导致经济发展减缓，持续的机会不平等也会加剧经济发展滞后，其中父辈与子辈的教育不平等是导致社会不公的重要原因。即使穷人家的孩子具有较高的先天禀赋，也具有实现才华的可能性，但是仍受制于家庭环境和父辈教育水平，这种代际不平等体现为同一出生队列中的机会不平等，这也将通过积累效应加剧社会群体间的机会不平等。家庭是子女教育的摇篮，家庭环境决定了子女教育的水平和质量。社会经济地位、教育水平和投入教育资源的意愿也会进一步影响子代的教育水平和健康及主观幸福感，最终对其主观幸福感产生持续的影响。

本书围绕这样的问题开展研究：家庭背景在多大程度上影响了职业女性的受

教育水平？早期家庭环境和教育的代际传递性，是否影响职业女性的主观幸福感？这值得进行相应的理论与实证研究。

职业女性的教育水平是否真的明显影响其健康及主观幸福感，一直是尚未解决的学术问题。传统观点认为教育与健康水平正相关。但随着计量经济学的发展，这一结论也受到了一定的挑战。

职业女性的健康与其受教育程度存在着相关性，这已被传统所认可。但是，职业女性的受教育程度真的会影响其健康及主观幸福感吗？Grossman 的健康需求理论认为教育与健康具有因果关系。教育显著地影响了城市女性的健康水平，健康与教育之间的因果关系主要表现为通过教育可以提升对于健康水平的认知。另外，也可以通过对于健康的宣传教育来加强卫生保健知识的普及以提升职业女性的健康水平，进而促进整个社会的繁荣。

$$Happ_i = \alpha + \beta Early + X_i + \mu_i \tag{4-1}$$

$$Happ_i = \alpha + \beta edu + X_i + \mu_i \tag{4-2}$$

根据 Mincer 方程，估计教育回报率的 OLS 基准回归方程的形式如下：

$$Ininc_i = \beta_{10} + \beta_{11} eduy_i + \beta_{12} X_i + \varepsilon_i \tag{4-3}$$

$$Ininc_i = \beta_{20} + \beta_{21} college_i + \beta_{22} X_i + \varepsilon_i \tag{4-4}$$

$$Happiness = \alpha_0 + \beta_1 health + \alpha_1 + \alpha_2 age + \alpha_3 age2 + \alpha_4 educ + \alpha_5 urban + \alpha_6 \ln (income) + \alpha_7 X + \alpha_8 sc + e \tag{4-5}$$

教育与健康的因果关系研究往往得出截然相反的观点，教育与健康之间存在着正相关关系的论点得到了证实。但是正相关关系并不代表着教育对于健康存在着因果关系。21 世纪以后，形成了两类主要的研究观点：一类主要采用工具变量法进行因果识别，另一类采用断点回归设计和双重差分法（Difference - in - Difference，DID）。如克拉克对《瑞典义务教育法》中的义务教育市场的变化，使用 DID 和断点回归发现这二者之间没有因果关系；也有学者利用罗马尼亚的数据，发现教育对健康指标毫无影响。他们利用《英国教育法》规定的学生离校年龄的变化，使用断点回归，得出了教育对健康没有影响的研究结论。研究采用工具变量法或者断点回归和倍差法都是在解决教育与健康存在的内生性关系，进而对教育与健康的因果关系进行识别。但教育与健康的因果关系识别存在一定的难度，一方面由于教育健康会受到其他因素的影响，如家庭环境、先天禀赋，因此采用传统的最小二乘法回归可能导致严重的遗漏变量偏误。另一方面寻找工具变量又是非常困难的事情，尤其找到一个强工具变量。从现有研究来看，主要采用父母的受教育程度以及失业率为工具变量。但这些都是弱工具的变量。而断点回归设计依赖较少的假设条件，并排除遗漏变量偏误，因此识别因果关系被公认为最具有科学性的方法之一，这在方法论上也具有一定的说服力和逻辑上的严谨性。

4.2 《义务教育法》与职业女性的 健康与主观幸福感

本书使用 1986 年我国《义务教育法》这一政策变化，利用回归设计研究受教育程度对健康的影响。研究对象主要集中于职业女性，以最大程度上识别其中可能存在的因果关系。1986 年之前，我国没有颁布相应的法律来规定最低受教育年限。《义务教育法》的实施，使 1986 年后出生的女性在健康与主观幸福感上存在一个天然的跳跃。在这个断点之前出生的职业女性，不受《义务教育法》的限制；在政策颁布之后出生的职业女性将受其影响。以政策前后范围出生的职业女性作为研究样本，用断点回归设计来识别受教育程度与健康水平之间的因果关系，将会有效克服遗漏变量偏误的问题，同时也有效地避免了弱工具变量从而有效地解决了教育的内生性问题，得出相对可信的研究结果。利用 1986 年《义务教育法》的观点，研究受教育程度与健康水平的关系，主要基于以下几个方面的考虑：第一，1986 年《义务教育法》影响的人口比例较高。第二，使用这一政策来研究受教育水平与职业女性健康及主观幸福感水平的关系较少存在样本选择的问题。第三，对《义务教育法》的相应研究已提供了较为坚实的研究结果，为本书提供了有力的旁证。刘生龙研究证实，1986 年《义务教育法》的实施提高了居民的受教育程度。郭四维等对教育影响健康进行了断点实验回归，但是主要依据于全样本。

中国综合社会调查数据库提供了较为完备的生活质量测度，即健康、心理、社会经济以及政治和社区层面的变量，生活质量是主观幸福感的主要来源，包括了个体生活质量的方方面面。医学社会学、人口社会学以及社会心理学专家都开发出一系列标准来测度健康寿命以及福利。医学社会学也提出了测度主观幸福感在社会经济层面的主观和客观指标。因此，中国综合社会调查数据库对人们的健康和预期寿命，以及精神健康、心理压力等方面，包括消费水平和消费模式、人们如何满足其生活水平和生活方式、人们的政治和社区生活状况以及国家政治事务的参与度进行了详尽的测度。

从 2003 年以来，CGSS 数据采用了不同的抽样方案。采用多阶段分层，PPS 随机抽样较为有效地代表了中国社会的各个方面。中国综合社会调查的宗旨在于系统全面地搜集中国人的行为态度以及生活工作，进一步反映中国人的思想和社会结构，反映中国社会的变迁情况。这为本书研究中国职业女性的健康与主观幸福感提供了纵向追踪数据的来源。

本书主要采用两种研究思路：第一种是采用最新的 CGSS2015 年的数据，从横向来分析中国职业女性的健康及主观幸福感的社会经济影响因素。第二种是采用纵向数据设计的方法。本书采用的数据库来自中国综合社会调查，共九次调查对应九个不同的观测时点。

在变量的设计中，对健康的变量处理借鉴了医学社会学和公共健康类学术研究的一贯做法，即将其视为顺序变量，这样有利于模型的简化。采用自评健康状况作为本书研究的健康指标，自评健康是其对于健康的主观评价，与死亡率和身体疾病状况的指标一样，它可以跨越不同的群体，对不同年龄人群的健康差异进行有效的测度。在中国语境下，自评健康也成为大家所公认的健康测度指标。中国营养与健康调查也提供了健康测度的指标，如表 4 - 1 所示。

表 4 - 1　各变量的赋值和描述性统计

变量	赋值
被解释变量	
主观幸福感	非常不幸福 = 1，比较不幸福 = 2，说不上幸福不幸福 = 3，比较幸福 = 4，非常幸福 = 5
解释变量	
社会交往	从不 = 1，很少 = 2，有时 = 3，经常 = 4，非常频繁 = 5
社会信任	非常不同意 = 1，比较不同意 = 2，说不上同意不同意 = 3，比较同意 = 4，非常同意 = 5
政治面貌	非中共党员 = 0，中共党员 = 1
身体健康	很不健康 = 1，比较不健康 = 2，一般健康 = 3，比较健康 = 4，很健康 = 5
心理健康	总是 = 1，经常 = 2，有时 = 3，很少 = 4，从不 = 5
控制变量	
性别	女性 = 0，男性 = 1
年龄	被调查者实际年龄/岁
婚姻状况	未婚 = 0，已婚 = 1
民族	其他民族 = 0，汉族 = 1
受教育程度	小学及以下 = 1，初中 = 2，高中及中专 = 3，大专及以上 = 4
户籍	非农业户口 = 0，农业户口 = 1
收入对数	去年一年家庭总收入的对数

因变量：解释变量为职业女性的主观幸福感。对于职业女性的主观幸福感，在 CGSS 数据库中，以自我陈述量表的方式进行测量。此种方式简单易行，且测量的信效度较高。主观幸福感通过是否觉得生活幸福来衡量，其选项包括非常不幸福到非常幸福，赋值为 1 ~ 5。

自变量：核心自变量为健康状况。根据 WHO 对健康的界定，健康不仅是指身体的健康，也包括心理的健康即其心理处于良好的状态。因此，本书从身体健康和心理健康两个维度，对职业女性的健康状况进行评价。身体健康主要是通过目前的身体状况来衡量，分为很不健康、比较不健康、一般健康、比较健康、很健康5个分值。得分越高，代表职业女性身体健康状况越佳。而心理健康主要是通过职业女性在过去4周内，感到心理抑郁或沮丧的频繁程度。每项分为总是、经常、有时、很少、从不，分值为1~5，得分高低代表了职业女性的心理健康水平。

社会资本维度采用社会交往、社会信任和社会网络作为测度。其中，社会交往主要通过职业女性在空闲时间进行社交或串门的频繁度来测量。分为从不、很少、有时、经常、非常频繁，赋值为1~5。得分越高，代表职业女性的社会交往程度越高。社会信任主要是通过询问职业女性是否同意社会绝大多数人都可以信任这一指标来衡量，选项分为非常不同意、比较不同意、说不上同意不同意、比较同意和非常同意，赋值为1~5。得分的高低反映了职业女性的社会信任程度高低。社会网络则主要通过其政治面貌来反映，主要赋值中共党员为1，非中共党员为0。

本书主要使用CGSS2010~2015年的混合截面数据，九年义务教育显著提升了职业女性完成初中学业的概率，但对其健康水平（包括自评健康及BMI指数）并没有显著的影响。断点回归设定不同的带宽后，结果依然如故。研究表明，初中阶段教育显著地影响了健康水平。但是要考虑到受教育程度对健康具有一定的复杂影响，教育对健康互相的影响会相互抵消。从一定程度上来说，《义务教育法》的实施，使一些原本无法完成学业的人得到了初中文凭，但不能代表其他阶段的教育对健康存在的影响，因此需要对取得高中及以上学历的职业女性进行分析。结果告诉我们，教育除了影响职业女性对医疗卫生的态度，对其他健康行为没有显著影响。

目前国内对教育影响健康的研究较少，虽然近年来取得了举世瞩目的成绩，却依旧与发达国家存在差距，西方发达国家的研究结论不能直接套用在我国的国情上。因此，针对我国职业女性教育影响健康的研究仍具有一定的价值。另外，对前者的研究成果也进行了一些补充。赵忠对我国城镇居民的健康需求进行了相应研究。郭四维等采用断点回归模型对中国人教育健康问题进行了研究。但是，针对职业女性健康及主观幸福感与受教育程度之间的关系进行系统研究的较少，本书是一个比较有益的补充。

（1）《义务教育法》及其影响。1986年我国颁布了《中华人民共和国义务教育法》，明确规定实行九年制义务教育，规定父母及其主要监护人必须使子女接受一定年限的义务教育。这是我国首次出台相应的法律保护未成年人的受教育权，但在不同省份及地区颁布实施该政策的时间存在差异。有的省份如辽宁、山西，发布时间较早。有的省份直到 1994 年才出台相应政策，如贵州。有学者利用政策上的差异，采用 DID 方法进行了教育和保育的研究。郭四维认为，虽然出台政策的省份有所差异，但是影响居民出生序列的时间比较统一，并在 1972 年 8 月和 9 月形成了断点。他的推论主要是基于三项基本事实展开的。他认为，1972 年 8 月之前出生的儿童，已经选择读初中的自然不受政策的影响。1972 年 9 月后出生的儿童正在读小学六年级，他们需要做出继续读初中还是辍学的决定，这将会受到《义务教育法》影响。因此，《义务教育法》会极大地影响这部分儿童进入初中的概率。对辍学儿童而言，情况也是如此。总之，由于《义务教育法》的实施，使他们获得初中学历的概率显著提高。综上所述，将 1987 年 6 月实行《义务教育法》的省份作为研究对象，考虑《义务教育法》实施外生政策冲击是否对该省份居民出生序列产生断点影响。断点前的这些职业女性完全不受政策的影响，但断点出现之后的职业女性则会受到政策的约束。其中，15 个省份地理分布均匀且受政策影响较大，可以反映出中国大部分地区的实际情况，其研究结果具有可信度。

（2）职业女性受教育程度对健康的影响机制。Grossman 认为，通过提高职业女性的受教育水平，以加强其健康知识的获取，进而促使其健康行为改变，产生健康生产函数关系。健康有益的生活方式，如身体锻炼等有利于健康的行为增加，影响健康的不良行为会减少，也会增加就医的正确认识和态度。受教育程度的提高会提升职业女性在劳动力市场的竞争力，可以选择更好的就业环境，包括安全的、舒适的工作环境，并且形成有益的朋友圈，并相互激励其健康行为。虽然职业选择会带来一定的职业病，但是整体而言，其健康水平会得到一定的提高。现在受教育水平的提高，可以得到更好的就业质量，在更加安全的工作环境中工作。同时受教育程度可以提高其收入水平。收入较高的职业女性，有能力支付高昂医疗服务，在劳动时间上更为宽松，可以从事有益于健康的养生和医疗活动，购买更好的药物和医疗器械。但是对于收入水平较低的女性，大部分时间用于加班以获取维持生活的必要回报，从事家务劳动时间过长且无力购买家政服务，这些都对健康产生负面的影响。当然，由于收入水平的提高，也会带来一些负面的效应。对于健康而言，如收入水平过高从事一些高风险娱乐，从而导致健康受损。不健康的生活方式也与高收入有一定的关联。过多的夜生活和酗酒等都会对健康产生一些不利的影响。但总体而言，收入水平的提高，必然会影响到健康。收入是教育影响健康的中介变量，教育水平的提高会提高职业女性的收入，进而影响其健康，实现健康收益。

用常见的局部随机试验来进行因果推断。令 X_0 表示出生序列（Birth Cohort）X_i 的断点（Cutoff Point），《义务教育法》的实施意味着断点前后个人得到初中及以上学历的概率是不同的，即：

$$P_r(Education_i = 1 \mid X_i) = E(Education_i \mid X_i) = \begin{cases} p_0(x_i) & \text{if} \quad x_i \leqslant x_0 \\ p_1(x_i) & \text{if} \quad x_i > x_0 \end{cases} \quad (4-6)$$

其中，$p_1(X_0) \neq p_0(X_0)$，$Education_i$ 表示个体是否得到初中及以上学历。根据 Hahn 等（2001）在个体无法准确控制驱动变量（Assignment Variable）的假设条件下，可由如下方程得到：

$$\hat{\beta} = \frac{\lim\limits_{x \to x^{0+}} E[H_i \mid X_i = X] - \lim\limits_{x \to x^{0-}} E[H_i \mid X_i = X]}{\lim\limits_{x \to x^{0+}} E[Edu_i \mid X_i = X] - \lim\limits_{x \to x^{0-}} E[Edu_i \mid X_i = X]} \quad (4-7)$$

其中，H_i 是本书感兴趣的个体因变量，包含个体身体健康水平指标等。由于《义务教育法》的实施并不使受影响居民得到初中及以上学历，而只是增大了他们完成初中阶段教育的概率，因而本书研究中使用的断点回归方法是模糊断点回归（Fuzzy RD）。我们会先估计断点回归的第一阶段（First Stage），然后将《义务教育法》的实施作为居民受教育程度的工具变量，通过两阶段最小二乘（2SLS）估计教育对居民健康水平的影响，从而完成断点回归设计。

在断点回归的一阶段，我们估计如下方程：

$$E_i = \alpha_1 + \beta_1 D_i + f(X_i) + \delta_1 W_i + \mu_i \quad (4-8)$$

其中，被解释变量 E_i 代表个体 i 是否拥有初中及以上学历；D_i 是二元虚拟变量，如果个体会受到《义务教育法》实施的影响，则 D_i 取值为 1，否则取值为 0；X_i 代表驱动变量，在主回归中，出生年份季度（以季度为单位）为驱动变量。

在使用两阶段最小二乘估计前，我们还对《义务教育法》影响健康的简约型方程（Reduced - Form）进行了估计，简约型方程为：

$$H_i = \alpha_2 + \beta_2 D_i + g(X_i) + \delta_2 W_i + \sigma_i \quad (4-9)$$

其中，H_i 代表个体的健康水平指标，$g(X_i)$ 概括了驱动变量出生序列与健康水平指标之间的关系，函数控制方式与式（4-8）中函数 $f(X_i)$ 类似。其余变量的含义与式（4-8）中完全相同。

最后，我们在第一阶段方程的基础上加入结果方程（Outcome Equation），实现教育对居民健康水平及健康行为的估计，结果方程如下所示：

$$H_i = \alpha_3 + \beta_3 E_i + h(X_i) + \delta_3 W_i + \varepsilon_i \quad (4-10)$$

其中，H_i 代表个体的健康水平指标，$h(X_i)$ 概括了驱动变量出生序列与健康水平指标之间的关系，函数控制方式与 $f(X_i)$、$g(X_i)$ 类似，W_i 中包含的可观测的控制变量与式（4-8）中完全相同。

教育与健康的关系是较为复杂的。郭四维提出三类健康行为指标：有益于健康的行为、有害健康的行为和对医疗保健的认知。教育与健康的因果关系影响机制可以表述如下：可以通过提高职业女性的收入影响其健康行为，最终提升其健康水平。教育对收入的影响已经得到了实证的证实。刘生龙也发现义务教育影响净收入，并且具有显著性。郭四维提出，教育对居民健康行为有一定的影响，并且健康行为是最直接的影响因素。通过提升教育水平使职业女性有更高的认知，同时增加有利于健康的行为，并且避免不利于健康的行为，增加就医，并提升医患关系。

4.3   高校扩招政策对职业女性的健康与主观幸福感的断点回归分析

4.3.1   引言

本书研究基于 1999 年我国高校扩招，运用 RD 回归设计检验高校扩招对于职业女性健康与主观幸福感的因果关系。研究发现，1999 年高校扩招有助于职业女性收入提高和主观幸福感的提升，虽然高校扩招对全样本的影响不一定显著，但对职业女性的健康与主观幸福感产生了正向的影响。读大学是否有助于职业女性的收入、健康与主观幸福感的提高仍是热议的话题。改革开放 40 多年来，我国高等教育得到了迅速的发展，尤其在 1999 年高校扩招政策的刺激下，我国高等教育的录取人数和录取率得到了大幅度增长（见图 4-1 和图 4-2）。高等教育的发展直接影响我国优势人力资本的积累，更多的女性进入职场并取得了巨大的成就。从图 4-3 可以看出，我国高等教育毛入学率不断攀升，在1999 年形成了一个断点，正如刘生龙（2018）所言，在 1999 年有一个较大的跳跃或是断点。

1999 年高校扩招是一个自然事件，其影响意义极为深远。一方面，高校扩招使更多女性得到了更多的深造机会，从而为今后的职场生涯奠定了学历和能力基础。另一方面，高校扩招也带来了负面影响，一部分大学生毕业时就业难，甚至出现工资低于农民工的现象，从而促生了"读书无用论"再次抬头。因此，运用 1999 年高校扩招政策研究其对职业女性健康与主观幸福感的影响，有利于澄清高等教育与收入、健康与幸福感之间的因果关系。这对于经济学而言，具有现实的意义。同时，对个人尤其是对女性及其家庭进行教育决策有一定的参考和借鉴价值。本书研究的问题聚集于高等教育对于个人收入、健康与主观幸福感的因果关系，经济学首要考虑的是稀缺教育资源的投入产出问题，教育资源的大众化是否对普通个人及家庭产生正向影响，是否能较快地提升家庭和个人的收入和健康，是否有获得感和幸福回报，这些都需要理论和实证的阐述和论证。如图4-3至图4-6所示。

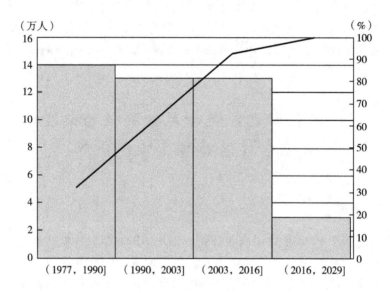

图4-1 高等教育招生情况

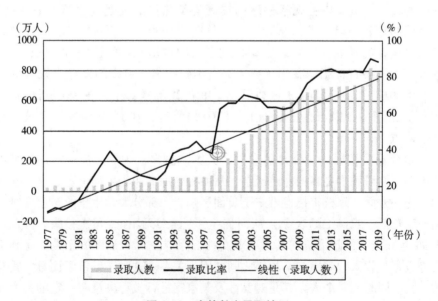

图4-2 高等教育录取情况

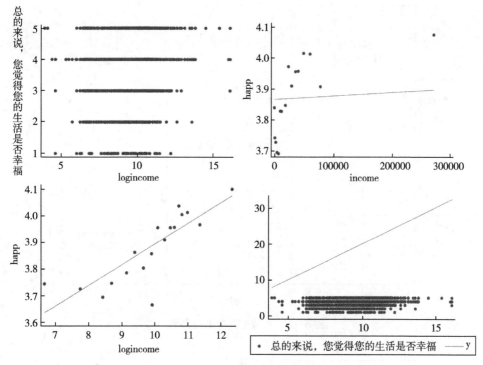

图4-3　RDD相关图示

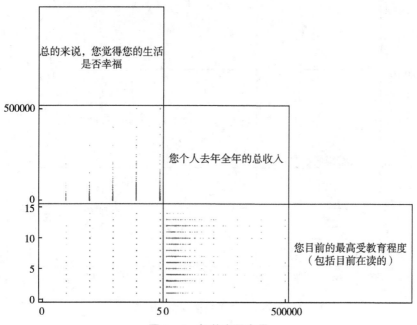

图4-4　相关主要变量

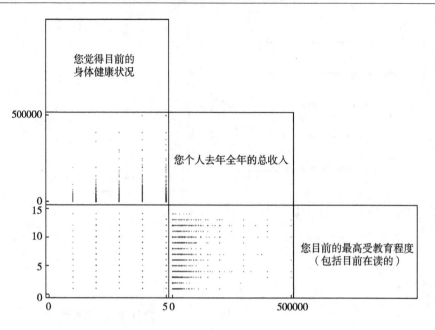

图 4 - 5　相关主要变量的图示

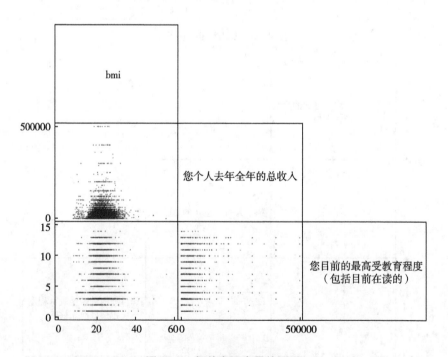

图 4 - 6　相关主要变量的图示

女性接受更多的高等教育有两个方面的好处：一方面是经济回报，即通过高等教育提升人力资本和劳动技能，从而提高就业的层次，在就业创新创业中取得优势地位。尤其是在家庭生活中，女性接受高等教育也提升了整个家庭的知识水平，在育儿和子女教育中起到了重要作用。这是经济和物质利益的回报。另一方面是非经济回报，主要体现在接受高等教育已成为很多人的人生梦想。很多事业成功的人士都以年轻时没能上得了大学而抱憾，因此高校扩大招生有助于提升他们的主观幸福感和生活满意水平，提升人脉和社交圈，提升整个人生的幸福指数。因此从非经济回报的角度看，接受良好的高等教育无疑是最好的人生选择。本书基于刘生龙（2018）的思路，运用断点回归设计对 1999 年高校扩招对于收入、健康和主观幸福感的因果影响进行实证研究。与刘生龙（2018）不同之处在于本书的研究对象不是全样本，而是职业女性样本，明确为职业女性的健康与主观幸福感的相关研究。同时运用了 CGSS 数据库，与前人经常使用的 CHNS 数据库和 CFPS 面板数据不同，有利于运用不同数据库对该问题进行实证检验。更为重要的是，在因变量中加入了健康与主观幸福感，这与生活满意度还是有一定的距离的，从而深化该研究内容。

基于前人的断点回归设计，高校扩招时点在 1999 年第三季度，而由于我国参加高考的年龄一般为 18 周岁，所以高校扩招政策影响的人群一般是 1981 年第三季度以后出生的人（刘生龙，2018）。从而以年龄为界限分出实验组与控制组，对高校扩招对于职业女性健康与主观幸福感进行因果关系的识别。高校扩招对收入和劳动生产率的影响已形成了有价值的研究，总体而言，高校扩招虽然有一定的负面作用，但城镇居民的教育收益度提高到了 17.1%，但是否有利于职业女性的健康与主观幸福感有待于进一步分析。可以通过比较，在反事实框架下，探讨扩招后得到上大学机会的女性比没有进入大学的女性有更多的收入、健康与主观幸福感。基于此种逻辑，最终形成了断点回归的设计分析框架。

4.3.2　高校扩招政策的因果识别策略

与以往教育经济学文献采用工具变量法不同，刘生龙（2018）采用了 RD 设计，随机自然实验法的兴起为教育收益率的研究提供了方法论的保证。断点回归策略设计的再次焕发青春是 Hahn 等（2011）对于断点回归设计的识别条件方法和统计上进行了有效的证明（赵西亮，2017）。

将个人出生日期与大学扩招年份进行对比，如果 $D > 0$，则扩招 $E = 1$，否则 $E = 0$。基于反事实框架，$Y_1 \sim Y_0$ 是我们感兴趣的，但是不可以观测，因为一个人要么上大学，要么不上大学，在短时间内不可能同时出现，Y 可以用收入、健康与主观幸福感代表，是本书研究的因变量。由于存在着内生问题，即有些女性不管有没有扩招政策，都会选择上大学，而有些女性就是有了扩招政策，也因种种原因不会选择入学就读，因此女性接受高等教育的概念是 0～1 的数据，也就是说，女性是否接受高等教育在 D＞0 时不是 1，在 D＜0 时也不是 0，意味着在 D＝0 的附近存在着女性是否接受高等教育的断点，即临界值。因此，高校在 1999 年扩招政策影响下的断点，即女性是否接受高等教育存在一个断点，在断点附近，微观个体难以选择 D 大于 0 还是小于 0，可以认为在此种情况下存在着随机实验的可能，可以有效地解决内生性问题。

4.3.3 数据来源

本书所采用的数据是中国综合社会调查数据，即 CGSS2010～2015 年的数据，以 2010 年的数据作为基线调查数据，样本覆盖大部分中国省份，样本数为 11783。

对上述 CGSS 数据库进行了清洗和整理，根据刘生龙（2018）的经典做法，截取 1981 年第三季度出生人群前后 13 年的样本数据，可以最大限度地保留合格样本，同时将在校生样本剔除。将 1981 年第三季度作为断点，划分实验组和处理组，将 1981 年第三季度以后出生的人群作为对照组。虽然是混合截面数据，但从前人研究看运用 CGSS 数据进行 RDD 设计已成为公认的做法。

其中，lnsalary 为经过调整的个体职业年收入的对数，eduy 为个体的受教育年限，college 为个体是否接受高等教育的虚拟变量，X 为其他可能影响职业收入的控制变量，包括是否城镇户口（urban）、性别（gender）、工作经验及其平方（EXP，EXP^2）、婚姻（marr）、健康状况（health）、民族（ethnicity）等。另外，回归中还包括了省份虚拟变量及年份虚拟变量。

$$lnsalary_i = \alpha_{10} + \alpha_{11}EXP_i + f(birthcenter_i) + \varepsilon_i \qquad (4-11)$$

$$eduy = \alpha_{20} + \alpha_{21}EXP_i + g(birthcenter_i) + \mu_i \qquad (4-12)$$

$$college_i = \alpha_{30} + \alpha_{31}EXP_i + h(birthcenter_i) + \delta_i \qquad (4-13)$$

之后，我们采用结构式来估计高等教育回报率。

将式（4-11）和式（4-12）结合到一起，我们可以得到多接受一年高等教育的教育回报率：

$$lnsalary_i = \alpha_{40} + \alpha_{41}eduy_i + p(birthcenter_i) + v_i \qquad (4-14)$$

将式（4-11）和式（4-13）结合，我们可以得到接受高等教育的回报率：

$$lnsalary_i = \alpha_{50} + \alpha_{51}college_i + q(birthcenter_i) + \eta_i \qquad (4-15)$$

其中，EXP_i 是是否受扩招影响的虚拟变量。如果个体 i 在 1981 年 9 月后出生，则 $EXP_i = 1$；如果在这之前出生，则 $EXP_i = 0$。$birthcenter_i$ 为断点，即 1981 年 9 月。

$$E[\alpha \mid college] = \frac{E[Y \mid D = 0^+] - E[Y \mid D = 0^-]}{E[college \mid D = 0^+] - E[college \mid D = 0^-]} \qquad (4-16)$$

$$y_i = \alpha_0 + \alpha_1 college_i + h(D) + \alpha_2 X + \varepsilon_i \qquad (4-17)$$

$$college_i = \beta_0 + \beta_1 expansion_i + g(D) + \beta_2 X + \mu_i \qquad (4-18)$$

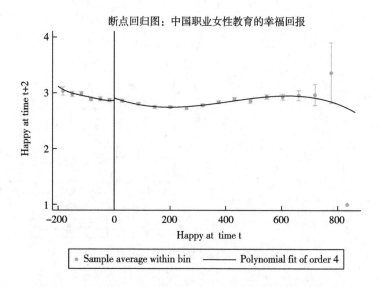

图 4 - 7   1999 年高校扩招影响女性出生人群的入学断点分析

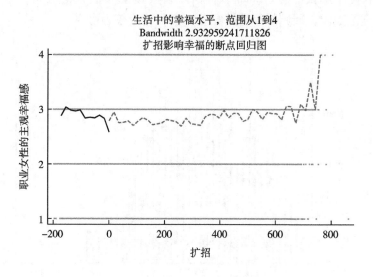

图 4 - 8   高校扩招对主观幸福感的影响

4.4 稳健性检验

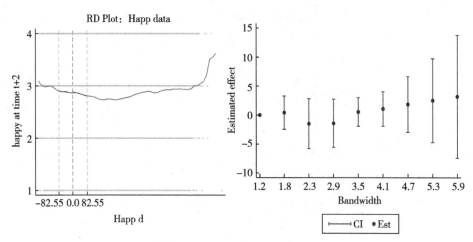

图4-9 高校扩招的参数估计结果

带宽选择的敏感性检验。带宽长度会显著影响回归结果，一个稳健的结果要求对带宽长度不那么敏感。Stata 软件回归系数和95%的置信区间。可知，在最优带宽合理范围内，回归结果保持显著，说明结论较为可靠。

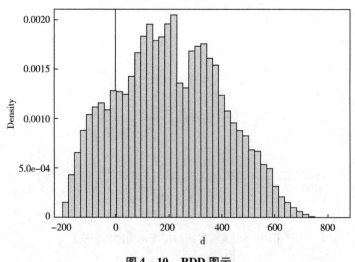

图4-10 RDD图示

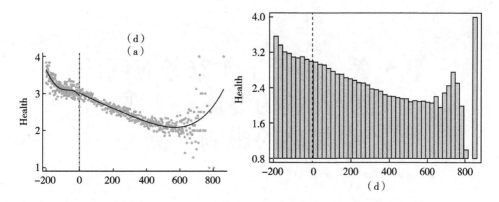

图 4 - 11　图形法和 rdplot 命令绘图呈现其他变量是否在界点处跳跃

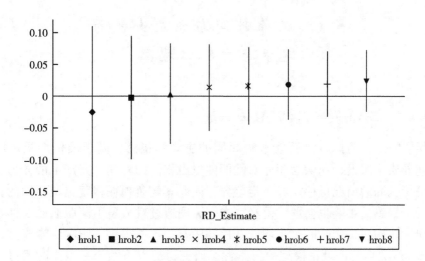

图 4 - 12　断点的安慰剂检验

第5章 基于工作家务时间的 职业女性的健康及主观 幸福感的影响分析

最有幸福的，只是勤劳的劳动之后。——瞿秋白

5.1 工作时间与职业女性的 健康与主观幸福感

5.1.1 工作时间与主观幸福感的关系

相同的工作时间，是否能获得相同的主观幸福感？基于吴伟炯提出的工作时间异质化假设，我认为职业女性即使付出相同的时间，其产生的体力、脑力和情绪耗竭的情况仍存在着一定差异，因此其健康损耗程度也是不同的，对于主观幸福感的影响也会形成差异。本书力图通过对从事不同职业的女性进行分类研究，构建工作时间对于职业女性健康及主观幸福感的影响因素模型，并运用 CGSS 数据验证理论模型的科学性。研究得出以下结论：工作时间可使主观幸福感得到最大化。工作时间与主观幸福感之间呈非线性关系，即二次曲线的关系。随着工作时间的延长，主观幸福感普遍下降。但过少的工作时间也无法实现主观幸福感。该研究对政府、企业和劳动者三方都具有一定的启发意义。

我国虽然进行了劳动时间的改革，从最少的月休四天，改为今天的 40 小时工作制，但总的来说，工作时间的长短与发达国家相比还有一定的距离。中国劳动者的年工作时间为 2000~2200 小时，但是女性的工作时间过长导致了很多健康问题，如猝死和自杀等。随着中国社会转型，人们对幸福美好生活的追求更加强烈，缩短工作时间和提升幸福感已成为未来大多数人的理性选择。因此，本书深入研究工作时间对职业女性主观幸福感的影响，具有一定的现实意义。

基于劳动经济学和健康经济学的相关理论，并借鉴心理学的相关知识对现有文献进行了梳理，笔者认为幸福感包括生活幸福和工作幸福。当工作时间延长时，职业女性的身体和心理损耗加大，将会导致幸福感下降。在经济学视角下研究工作时间，往往将工作时间视为同质化资源。本书关注个体特征和工作特征对主观幸福感的影响，主要是性别、年龄、学历等人口因素。以及一些工作岗位特征是如何影响主观幸福感的？实证研究表明，个体特征和工作特性都与主观幸福感息息相关。本书基于经济学视角，将工作时间异质化，并将职业类型进行有效的划分。经济学告诉我们，职业女性的工作时间可以分为工作时间和闲暇时间，如何配置工作时间和闲暇时间，才能使其幸福指数最大化，满足身体健康和心理需求，但是现有的经济学并没有深究工作时间与主观幸福感的相关机制。随着人均收入的提高，不同职业女性如何安排工作时间以获得主观幸福感，成为本书的研究问题。目前，研究主要集中在工作时间与职业幸福感的关系。但是，幸福感往往既包括了职业幸福感，也包括了生活幸福感。

5.1.2　实证模型构建和研究假设的提出

（1）工作时间异质化。工作时间是指职业女性投入实际工作中的小时数。工作时间可以用小时，也可以用日、月来表达。工作时间包含了通勤时间和准备时间。我们将工作时间分为同等时间投入差异和同等时间产出差异。

同等时间投入差异指的是职业女性所从事的职业特征有差异。同职业的女性即使投入相同时间，付出的体力脑力和情绪压力却依然存在着差异。人们在相同的时间内，具有不同的体力脑力和情绪劳动付出，以体力劳动为主的职业偏重于体力的付出；而以脑力劳动为主的职业则偏用于知识的积累和心理的负荷；以情感劳动为主的职业，则是以情绪劳动为主，会出现情绪耗竭的问题，如护士，长时间的情感付出可能会出现情绪障碍。在同样的时间内，投入存在着差异，这种差异主要是由工作特征带来的。例如，知识劳动虽然经济收入高且单位小时回报高，但是往往具有工作难度大、负担重等特征。又如，作家需要长期的生活积累，写作过程也是非常辛苦的。相对低端的餐饮服务业以劳动密集型为主，难度小且基本没有太多的精神负担，而销售工作就要耗费大量的体力和脑力。上述不同职业所带来的工作小时中，体力、情绪和脑力的差异使投入产生了一定的异质化。

同等时间产出差异主要是指职业女性在相同时间内的收入差距。由于行业的差异以及不同的所有制，相同工作往往产生不同的收入。在不同的地区，同一个岗位可能会面临着低收入的回报，造成了工作时间的差异化。不同职业之间的薪酬报酬、福利水平、工作之间都存在一定的差异。有的行业加班盛行。还有很多女性主动加班或者存在大量的隐性加班时间：将工作带回家。这些都导致了工作时间的延长，从而稀释了同等时间的经济回报。

本书构建了工作时间影响职业女性健康及主观幸福感的理论模型。其影响的路径为工作时间影响健康，进而影响主观幸福感。本书认为人的健康损耗是难以修复的，随着年龄的增长以及健康水平的损耗，即使通过医疗保健可以起到一定的修复作用，存在一定的医疗干预意义，但一般而言，很多劳动者的健康损耗是不可逆的。本书认为影响主观幸福感的因素有很多，其中健康损耗是比较大的因素。除此以外，心理失衡即投入与产出的不对等也是造成职业女性主观幸福感被挤压的重要因素。因为投入产出的不对等，导致家庭与工作难以平衡。本书认为存在两种可能机制：一种机制是通过职业女性的劳动获得了经济收入、成就感和社会尊重等经济和非经济的回报，这种回报有助于维持家庭内外平衡。如职业女性可以通过购买家政服务回报家庭，而不是通过亲力亲为来回馈。但前提是通过劳动获得的经济收入足以覆盖家政服务费用。在一线城市中家政服务费用偏高，完全需要职业女性通过自己的工作收入来解决，同时通过工作收入获得了一定的社会地位和精神满足，这些构成维持工作时间产生幸福感的重要机制。如果工作时间所获得的劳动收入难以维持家庭与工作的平衡，那么将会导致职业女性主观幸福感的丧失。这种机制我们称为通过工作收入平衡家庭责任的机制，简称家庭工作收入机制。工作时间延长，但单位时间工资收益比较高的话，可以采用替代方式解决家庭责任，从而可以获得更多的休闲时间。

另一种是工作时间内的异质化成本机制，表现为不同的职业有不同的投入，其成本也不一样。有些工作需要付出巨大的体力、脑力和情绪劳动，这些成本会直接损耗健康人力资本，进而影响主观幸福感，造成身体和心理的问题，甚至造成人格障碍和情感抑郁，最终导致情感耗竭。

（2）工作时间异质化与主观幸福感。运用经济学的效用理论，遵循边际效用递减的规律，可知工作时间的延长导致边际收入小于边际成本的情况。本书运用经济学的基本理论进行考察，发现存在着以下几种情况：

第一，边际收入大于边际成本。从马克思劳动经济学出发，其劳动价值论的相关理论对于研究工作时间的异质化有一定的启发意义。个人的劳动时间或工作时间都难以达到社会平均时间，因此收益也是有差异的，这为我们从现实来研究工作实践与主观幸福感的关系提供了理论基础。在工作时间内，一方面是工作付出，另一方面存在着工作中的非正式关系。这种非正式关系有助于情感的交流，有助于社会交往和个人幸福感，使职业女性获得职业身份和职业归属感，不仅获得了经济收入，也满足了社会心理的需求。因此，本书提出，在正常的工作时间内，工作时间的边际效应为正，则工作时间与主观幸福感为正相关。

第二，工作时间过长，按时间标准违反了劳动法规定的要求，对主观幸福感将存在健康风险。主要表现在：工作时间过长，减少了职业女性的闲暇时间，同时也增加了工作与家庭的平衡压力，职业女性难以平衡家庭，造成健康损害以及主观幸福感的丧失，当然也没有更多的时间照料家庭，包括照料孩子和老人。另外，过长的劳动时间也意味着工作压力的增大。工作压力本身也是导致健康损耗的重要原因。过长的工作时间使身体的疲劳难以得到修复，增加了肥胖、高血压、糖尿病等健康风险，严重影响了其身体心理的健康。过长的劳动时间也增加了疲惫感，情绪劳动也加剧了情绪枯竭的到来。对于一些具有危险性的工作，则会增加工伤的危险。由于过长劳动时间所造成的睡眠不足，产生睡眠剥夺，也会影响到工作绩效的发挥；而工作绩效过程也会反过来影响其主观幸福感。本书认为，过时劳动与主观幸福感呈负相关关系。

第三，工作时间与主观幸福感之间，存在着非线性倒"U"形关系。随着工作时间的延长，主观幸福感经历了上升到衰减的过程。但是，在不同的劳动岗位上，其表现又会有一定的差异。本书将职业女性的职业划分为以知识劳动为主、以体力劳动为主、以情感劳动为主三种类型。当然这一划分，并不是完全互斥的，而是具有一定的交叉性。但是无论何种职业，其工作时间的倒"U"形关系仍然存在。随着经济水平和人们对美好生活愿望的提高，工作时间过长影响家庭和谐、工作绩效和自身的身体健康，进而影响主观幸福感。本书提出如下假设：工作时间对主观幸福感存在"L"形关系，过长的工作时间将导致主观幸福感下降；短的工作时间，不一定会影响到主观幸福感。

（3）工作时间与收入的交互影响。我们提出了工作时间与主观幸福感的"L"形关系模型。当考虑工作时间时，首先是对主观幸福感的影响路径可能不同。根据经济学的相关理论，收入与工作时间具有交互作用。针对不同职业类型的职业女性，工作时间与收入的交互效应对于主观幸福感的影响需要数据检验研究。

根据经典的经济学理论，职业女性的主观幸福感或者是效用水平受到金钱和时间的双重约束。金钱会提高工作时间的投入。当工作小时所获得的经济回报过少时，职业女性往往会放弃工作，选择家务。也就是学术上所说的就业意愿不足。但是，当劳动工作时间的收益增大时，会增加职业女性的工作意愿，使她们投入更多的工作时间。最经典的契约经济学认为，工作时间和闲暇时间往往是一对矛盾。随着收入水平的提高，职业女性往往更愿意放弃工作时间来选择闲暇时间，利用闲暇时间进行学习和实现诗和远方的梦想。与传统女性不同，现代女性更愿意从事工作。因此，时间供给往往会增加，当前的市场决定了工作时间的替代效应明显大于收入效应。职业女性工作时间比较长，更愿意延长工作时间来提高自身收入。在赢者通吃的市场格局中，她们往往为了保住工作岗位，实现职业成就，经常加班加点超负荷工作。过长的工作时间必然导致健康损耗和幸福感的流失，从而降低了真正职业女性的主观幸福感。故本书提出以下研究假设：工作与收入存在交互效应。随着收入水平的提高，工作时间对主观幸福感的"L"形影响会发生改变。对于以体力为主的劳动者，随着收入水平的提高，工作时间对主观幸福感的影响会进一步强化。

（4）工作时间影响主观幸福感的机制。在收入恒定的情况下，工作时间过长损害健康，导致主观幸福感的下降。在收入变化的情况下，通过异质化工作时间的收入效应影响主观幸福感。根据上述理论框架，健康损耗成为工作时间与主观幸福感之间的中介机制。健康主要通过正向和负向两种方式影响主观幸福感。正向影响是健康本身能产生良好的心理体验，进而提升主观幸福感。而负向则是不健康或健康损耗就会产生不佳的主观认知，由于身体和心理的痛苦所导致的情绪问题，她们的主观幸福感往往较低。而工作时间过长将会直接影响其健康体验，进而影响主观幸福感。

在不同的社会经济地位条件下，工作时间对健康的影响可能会不同，其中可能存在调节机制或者交互作用。社会资本的高低与工作时间对健康的影响可能存在着调节机制以及收入的高低与工作时间之间的交互作用，对健康也会产生直接的影响。

（5）研究方法设计。样本与调查问卷。本书主要采用 CFPS2018、CGSS 二手数据以及问卷调查法。我们提取不同的工作岗位，将职业划分为以体力劳动为主的职业和以脑力劳动为主的职业。同时按照单位性质，如机关、事业和企业，对职业女性进行职业划分。这里职业具有一定的代表意义，同时数据也具有可得性。

变量的测量。工作时间的测量采取 CFPS2018 和 CGSS 的条目。对于收入取对数，对于主观幸福感采取相应的条目，对于健康指标采取相应的调整。本书研究的控制变量主要包括年龄、受教育程度经验等。由于个人能力的差异会导致收入的不同，因此在研究中进行控制。同时引入调节变量，如社会资本和家庭背景，因为这些变量会影响个人可支配社会资源的多少。

本书采用 Stata16.0 进行统计分析。参照吴伟炯的做法，首先进行相关变量的描述性统计分析，同时采用回归模型进行工作时间与主观幸福感的研究。首先是对工作时间和收入进行中心化处理，第一步将控制变量纳入回归模型。第二步加入工作时间和收入的倍数。第三步加入工作时间的平方项与收入对数的交互效应。由于主观幸福感是排序变量，因此本书采用层次排序回归模型。如表 5－1 所示。

表 5 – 1　变量的定义

Variable	Definition
pid	个人 ID（ – 10 = 无法判断， – 9 = 缺失， – 8 = 不适用， – 2 = 拒绝回答， – 1 = 不知道）
fid18	2018 年家庭样本编码（ – 10 = 无法判断， – 9 = 缺失， – 8 = 不适用， – 2 = 拒绝回答， – 1 = 不知道）
Happ	Level of happiness in life（from 1 to 5）
Health	Recode of qp201（健康状况）
Lninc	Logarithmic total annual income
ibirthy	加载变量：出生年份（ – 10 = 无法判断， – 9 = 缺失， – 8 = 不适用， – 2 = 拒绝回答， – 1 = 不知道）
gender	加载变量：受访者性别（ – 10 = 无法判断， – 9 = 缺失， – 8 = 不适用， – 2 = 拒绝回答， – 1 = 不知道，0 = 女，1 = 男）
region3	
eduyear	CFPS2018 个人问卷受访者已完成的受教育年限（ – 10 = 无法判断， – 9 = 缺失， – 8 = 不适用， – 2 = 拒绝回答， – 1 = 不知道）
edu	CFPS2018 个人问卷受访者已完成的受教育年限（ – 10 = 无法判断， – 9 = 缺失， – 8 = 不适用， – 2 = 拒绝回答， – 1 = 不知道）
marr	最近一次访问婚姻状态（ – 10 = 无法判断， – 9 = 缺失， – 8 = 没有有效数据， – 2 = 拒绝回答， – 1 = 不知道，0 = 没有数据，1 = 未婚，2 = 在婚（有配偶），3 = 同居，4 = 离婚，5 = 丧偶）
minzu	民族数据是否有数据（ – 10 = 无法判断， – 9 = 缺失， – 8 = 不适用， – 2 = 拒绝回答， – 1 = 不知道，0 = 没有数据，1 = 有，5 = 没有，79 = 情况不适用）
party	是共产党员（ – 10 = 无法判断， – 9 = 缺失， – 8 = 不适用， – 2 = 拒绝回答， – 1 = 不知道，0 = 否，1 = 是，79 = 情况不适用）
age	年龄（ – 10 = 无法判断， – 9 = 缺失， – 8 = 不适用， – 2 = 拒绝回答， – 1 = 不知道）
age^2	
fincome1	全部家庭纯收入（ – 10 = 无法判断， – 9 = 缺失， – 8 = 不适用， – 2 = 拒绝回答， – 1 = 不知道）
fincome1_per	人均家庭纯收入（ – 10 = 无法判断， – 9 = 缺失， – 8 = 不适用， – 2 = 拒绝回答， – 1 = 不知道）
foperate_1	经营性收入（ – 10 = 无法判断， – 9 = 缺失， – 8 = 不适用， – 2 = 拒绝回答， – 1 = 不知道）
fproperty_1	财产性收入（ – 10 = 无法判断， – 9 = 缺失， – 8 = 不适用， – 2 = 拒绝回答， – 1 = 不知道）
ftransfer_1	转移性收入（ – 10 = 无法判断， – 9 = 缺失， – 8 = 不适用， – 2 = 拒绝回答， – 1 = 不知道）

续表

Variable	Definition
familysize18	家庭人口规模（综合变量）（-10=无法判断，-9=缺失，-8=不适用，-2=拒绝回答，-1=不知道）
interqu701	使用互联网学习的频率（次）（-10=无法判断，-9=缺失，-8=不适用，-2=拒绝回答，-1=不知道，1=几乎每天，2=一周3~4次，3=一周1~2次，4=一月2~3次，5=一月一次，6=几个月一次，7=从不）
interqu702	使用互联网工作的频率（次）（-10=无法判断，-9=缺失，-8=不适用，-2=拒绝回答，-1=不知道，1=几乎每天，2=一周3~4次，3=一周1~2次，4=一月2~3次，5=一月一次，6=几个月一次，7=从不）
interqu703	使用互联网社交的频率（次）（-10=无法判断，-9=缺失，-8=不适用，-2=拒绝回答，-1=不知道，1=几乎每天，2=一周3~4次，3=一周1~2次，4=一月2~3次，5=一月一次，6=几个月一次，7=从不）
interqu704	使用互联网娱乐的频率（次）（-10=无法判断，-9=缺失，-8=不适用，-2=拒绝回答，-1=不知道，1=几乎每天，2=一周3~4次，3=一周1~2次，4=一月2~3次，5=一月一次，6=几个月一次，7=从不）
interqu705	互联网商业活动的频率（次）（-10=无法判断，-9=缺失，-8=不适用，-2=拒绝回答，-1=不知道，1=几乎每天，2=一周3~4次，3=一周1~2次，4=一月2~3次，5=一月一次，6=几个月一次，7=从不）
interqu802	互联网作为信息渠道的重要程度（-10=无法判断，-9=缺失，-8=不适用，-2=拒绝回答，-1=不知道）
tongqing1	上下班单程时间（分钟）（-10=无法判断，-9=缺失，-8=不适用，-2=拒绝回答，-1=不知道）
timequ250m	业余上网时间（小时）（-10=无法判断，-9=缺失，-8=不适用，-2=拒绝回答，-1=不知道）
timeqs1011	非周末学习时间（小时）（-10=无法判断，-9=缺失，-8=不适用，-2=拒绝回答，-1=不知道）
timeqs1012	周末学习时间（小时）（-10=无法判断，-9=缺失，-8=不适用，-2=拒绝回答，-1=不知道）
timeqg3011	上下班单程时间（分钟）（-10=无法判断，-9=缺失，-8=不适用，-2=拒绝回答，-1=不知道）
timeqg404	工作时间满意度（-10=无法判断，-9=缺失，-8=不适用，-2=拒绝回答，-1=不知道，1=非常不满意，2=不太满意，3=一般，4=比较满意，5=非常满意，79=情况不适用）

续表

Variable	Definition
timeqg6	每周工作时间（小时）（ -10 = 无法判断， -9 = 缺失， -8 = 不适用， -2 = 拒绝回答， -1 = 不知道）
timeqp702	一周锻炼时长（小时）（ -10 = 无法判断， -9 = 缺失， -8 = 不适用， -2 = 拒绝回答， -1 = 不知道）
timeqq4010	睡眠时长（小时）（ -10 = 无法判断， -9 = 缺失， -8 = 不适用， -2 = 拒绝回答， -1 = 不知道）
timeqq4011	工作日睡眠时长（小时）（ -10 = 无法判断， -9 = 缺失， -8 = 不适用， -2 = 拒绝回答， -1 = 不知道）
timeqq4012	休息日睡眠时长（小时）（ -10 = 无法判断， -9 = 缺失， -8 = 不适用， -2 = 拒绝回答， -1 = 不知道）
timeqq9010	干家务时长（小时）（ -10 = 无法判断， -9 = 缺失， -8 = 不适用， -2 = 拒绝回答， -1 = 不知道）
timeqq9011	工作日干家务时长（小时）（ -10 = 无法判断， -9 = 缺失， -8 = 不适用， -2 = 拒绝回答， -1 = 不知道）
timeqq9012	干家务时长（小时/天）（ -10 = 无法判断， -9 = 缺失， -8 = 不适用， -2 = 拒绝回答， -1 = 不知道）

资料来源：通过 Stata 手工整理。

随着经济水平的提高和立法的推进，习近平同志在党的十九大报告中多次提出幸福感这一概念，认为中国共产党人的初心和使命就是为中国人民谋幸福，为中华民族谋复兴。在新时代下，主观幸福感更加成为学术界研究的热点。落到现实层面，劳动时间过长是否会导致幸福感的降低？许多学者认为劳动应当适度，强调缩短工作时间，认为工作时间对劳动者工作满意度和主观健康呈现倒 "U"形效应。吴伟炯提出三个阶段的总效应曲线，用经济学理论对农民、产业工人和机关公务员进行实证调查，提出以 6 ~ 7 个小时的工作时间为曲线对称轴，当边际效用接近零时，劳动者的职业幸福感最高。这样既满足了经济需要和社会性的需要，又能保证劳动者实现健康和工作满意度的提高。

本书研究在吴伟炯论文的基础上提出，职业女性主观幸福感与工作时间存在着相关性。吴伟炯借助投入产出模型，认为工作时间存在异质化倾向。不同职业、不同个体的工作时间所获得的收益和所付出的成本是不一样的。在三种典型职业类型中，因为工作时间也存在着差异，所以工作时间的长短一方面具有经济学的意义，另一方面也存在一些社会价值。我们国家历来强调勤劳努力，因此为延长工作时间提供了文化动力。与西方劳动者不同的是，我们往往工作时间过长。劳动时间与主观幸福感可能未必是正相关，因此本书提出相关的关系是"L"形关系，而不是倒"U"形关系。如何提升职业女性的主观幸福感？如何从工作时间中得到足够的自我满足，并且在获得足够经济收益的同时又不过度消耗健康？投入产出模型，可以用在个人的工作时间决策。从理性经济人的角度来看，每一个职业女性都在考虑如何分配她的稀缺资源——工作时间，在单位工作时间内要考虑到投入与产出的配比问题。由于不同的职业女性，其工作时间内的付出与回报是不相同的，因此要进行理性的计算。同时也要参考家庭其他成员的收入，当配偶的收入或父辈的收入较高时，职业女性往往会降低自己的工作时间安排。因此，对于职业女性而言，既要关注工作时间不足的问题，也要考虑工作时间过度的问题。企业与机关事业单位也存在着较大的差异，劳动特点和劳动付出也不完全一样。在事业单位中，尤其是在高校中，都存在着单位劳动时间过长的问题。如果将其学习时间也考虑进去的话，往往进入事业单位工作要在硕士毕业以后，这无形中也延长了工作时间。本书认为，如果仅从工作时间入手来思考其主观幸福感的关系问题往往是不充分的，需要考虑不同职业的特点以及人群特征，因此将受教育程度作为一个控制变量纳入本书的数理模型。

与其他国家相比，我国的劳动总时间较长。通过工作时间配置来提升主观幸福感还需要政府政策的支持。可喜的是，现在已有每周只工作四天半的倡议，缩短工作时间，提高工资收入，并对女性职工进行保护，特别是对二胎母亲的保护。同时要减少绩效考核的刚性约束，对女性职工给予一定的政策宽松。这些都会提升女性的健康及主观幸福感。具体表达式为：

$$\text{Happiness} = \alpha_0 + \beta_1 \text{Heath} + \beta_2 X + \beta_3 \text{Work hours} + \beta_4 \text{Income} + \varepsilon \qquad (5-1)$$

其中，Happiness 表示主观幸福感；α_0 代表截距；ε 代表随机扰动项，服从正态分布；β_1，…，β_4 代表回归系数。Heath 代表身体健康状况；Work hours 代表周工作小时数的对数；Income 代表相对收入等级。

主观幸福感是排序离散变量，应该用排序 Probit 模型。假设排序离散变量后的潜变量为 y^*，$y^* = X'\beta + \varepsilon$。其中，X 是控制变量，$\beta$ 是待估计的参数矩阵，ε 是随机扰动项。用 y 表示受访者报告的主观幸福感。

$$P(y = i \mid X)$$
$$= P(C_{i-1} < y^* \leqslant C_i \mid X)$$
$$= P(C_{i-1} < X'\beta + \varepsilon \leqslant C_i \mid X)$$
$$= P(C_{i-1} - X\beta < \varepsilon \leqslant C_i - X\beta \mid X)$$
$$= \Phi(C_i - X'\beta) - \Phi(C_{i-1} - X'\beta) \qquad (5-2)$$

待估计的"断点"满足 $C_1 < C_2 < C_3 < C_4$ 时，参数向量和断点可以用极大似

然估计法估计。其中，回归系数表示的是各自变量对幸福感的边际影响，通过进一步计算求出其对个体报告不同幸福感等级的概率边际效应。不过，由于二者的解释从本质上讲是一致的，研究者在使用有序 Probit 模型时一般直接分析各变量对幸福感的边际影响，本书接下来也采取这种策略。

职业女性工作时间的职业差异。通过对比发现，不同职业特征的职业女性，其工作时间与主观幸福感的关系存在着差异。不论是低收入群体还是高收入群体，这些女性的主观幸福感存在着较大的特殊性。一部分原因是由于我国处于社会转型期和改革开放深化阶段，这些女性希望不断提高自身收入，为了事业愿意加班加点，以致过劳和猝死等现象发生。工作时间对主观幸福感的关系存在着几种类型，既有"L"形，也有倒"U"形。低收入女性、高收入女性在工作时间与主观幸福感之间的关系也存在差异。工作时间与收入的交互效应也存在着一定特殊性。根据替代效应理论，由于收入的提高，往往会出现职业女性自愿延长工作时间的现象。为获取更高的报酬，低收入、以体力劳动为主的女性更愿意加班。工作时间与收入对健康的交互影响，在不同的职业之间也存在着显著的差异。随着工作时间的延长和收入提高，机关事业单位的职业女性的健康和主观幸福感都得到了增加。但是对于企业员工而言，由于工作时间较长，现在收入提高对于健康水平和主观幸福感的影响又存在着差异，虽然健康水平下降，但由于收入提高、职位晋升又导致了主观幸福感的暂时提高。究其原因，主要是由于专业技术人员往往提供的是脑力劳动和知识劳动，而蓝领工人提供的是重复性的劳动，过长的工作时间导致累积性的疲劳。同时，由于严格的薪酬制度、绩效考核制度以及工作时间纪律，导致在工作时间内，蓝领工人的闲暇时间几乎为零，而机关事业单位在工作时间内存在着一定的闲暇，这在一定程度上加剧了健康状况的分化。另外，从收入上来看，蓝领工人的收入处于中等水平，容易产生付出与回报的失衡，导致公平感的丧失。

工时的研究由来已久，但工作时间如何实现提升职业女性的健康与主观幸福感，这是一个崭新的经济学问题，也是一个人口健康问题，我们只有从经济学中寻找答案。基于经典的刺激反应模型，我们将工作时间视为自变量，主观幸福感为结果变量。工作活动中存在着健康损耗的问题，产生对工作满意度的降低，进而对整体的主观幸福感产生影响。投入与产出、付出与回报的失衡，以及公平感的丧失，也会对工作时间与主观幸福感产生影响。工作时间与对数收入的交互效应，部分中介了工作时间与主观幸福感的关系。随着收入的提高，工作时间与主观幸福感发生了一些变化。从曲线形态上来看，在低收入情况下，工作时间与主观幸福感的互相影响更为强烈。高收入情况下，工作时间与主观幸福感之间的关系较为复杂，主要是存在着工资的替代效应。某些职业女性其实事业心非常强烈，在家庭中占据主导地位，其收入的提高，可能会使配偶放弃工作，以家庭为主，但这必须建立在一定的物质基础之上。

健康作为中介变量，是存在职业差异的。根据职业差异的不同，健康有时是完全中介效应，有时是部分中介效应。过长的工作时间必然挤占闲暇时间，家庭生活事件导致工作绩效的下降，尤其是家庭与工作存在冲突的情况下。如何理解工作时间与工作家庭冲突，需要进一步的研究。如表5-2至表5-8、图5-1所示。

表5-2 描述性统计

	N	sd	min	max
pid	32376	1.56e+08	100000000	2.49e+09
fid18	32376	2.33e+05	100000	6760000
happ	32092	0.940	1	5
health	32372	1.220	1	5
Lninc	10064	1.550	0.000	13.120
ibirthy	32376	759.090	-8	2009
gender	32376	0.500	0	1
region3	32376	0.840	0	2
eduyear	24274	3.340	1	23
edu	30827	4.910	0	23
marr	27674	0.790	1	5
minzu	32376	2.260	-8	1
party	32376	2.420	-8	1
age	32376	18.610	9	96
age^2	32376	1673.850	81	9216
fincome1	32362	1.67e+05	0	9160000
fincome1_per	32362	63718.740	0	5660000
foperate_1	31772	52606.470	0	5500000
fproperty_1	32306	11442.340	0	800000
ftransfer_1	31788	1.32e+05	0	9090000
familysize18	32376	2.050	1	21
interqu701	17222	2.440	1	7
interqu702	11634	2.780	1	7
interqu703	17221	1.830	1	7
interqu704	17224	1.860	1	7

续表

	N	sd	min	max
interqu705	17223	2.080	1	7
interqu802	32344	1.630	1	5
tongqing1	11546	21.770	1	240
timequ250m	17148	12.810	0	168
timeqs1011	4166	3.190	0	33
timeqs1012	4162	3.050	0	24
timeqg3011	13328	21.680	0	240
timeqg404	22784	1.030	1	5
timeqg6	21030	22.630	0	168
timeqp702	16286	10.800	0	100
timeqq4010	6943	1.810	1	20
timeqq4011	25399	1.450	0	24
timeqq4012	25380	1.750	0	24
timeqq9010	6947	1.990	0	18
timeqq9011	25369	1.890	0	24
timeqq9012	25343	1.940	0	21

表5-3　男性与女性对比的回归估计

	women		men	
	citygirl	towngirl	cityboy	townboy
health	-0.222***	-0.222***	-0.209***	-0.227***
	(0.030)	(0.030)	(0.025)	(0.017)
Lninc	0.019	0.019	0.022	-0.011
	(0.020)	(0.020)	(0.019)	(0.014)
timeqg6	-0.004+	-0.004+	-0.002	-0.001
	(0.002)	(0.002)	(0.002)	(0.001)
timeqg3011	-0.002	-0.002	-0.001	0.001
	(0.001)	(0.001)	(0.001)	(0.001)
age	-0.015	-0.015	-0.021	-0.017+
	(0.018)	(0.018)	(0.016)	(0.010)

续表

	women		men	
	citygirl	towngirl	cityboy	townboy
age^2	0.000	0.000	0.000 $^+$	0.000 *
	(0.000)	(0.000)	(0.000)	(0.000)
marr	−0.185 ***	−0.185 ***	−0.031	0.054
	(0.046)	(0.046)	(0.051)	(0.036)
edu	0.009	0.009	−0.014	0.004
	(0.010)	(0.010)	(0.008)	(0.005)
minzu	−0.004	−0.004	0.039 *	0.023 **
	(0.024)	(0.024)	(0.016)	(0.008)
party	0.007	0.007	0.014 *	0.010
	(0.009)	(0.009)	(0.007)	(0.007)
1. region	0.062	0.062	0.020	0.043
	(0.064)	(0.064)	(0.057)	(0.044)
2. region	−0.073	−0.073	−0.158 *	−0.143 ***
	(0.085)	(0.085)	(0.069)	(0.045)
N	1356	1356	1781	3332
r2_p	0.019	0.019	0.016	0.018

注：+、*、**、***分别表示在10%、5%、1%、0.1%水平上显著。

表5-4　幸福与通勤时间方程

	women		men	
	citygirl	towngirl	cityboy	townboy
health	−0.217 ***	−0.217 ***	−0.209 ***	−0.221 ***
	(0.031)	(0.031)	(0.025)	(0.018)
Lninc	0.016	0.016	0.025	−0.009
	(0.020)	(0.020)	(0.020)	(0.014)
tongqin1	−0.003 *	−0.003 *	−0.001	0.001
	(0.001)	(0.001)	(0.001)	(0.001)
age	−0.006	−0.006	−0.017	−0.014
	(0.019)	(0.019)	(0.016)	(0.010)
age^2	0.000	0.000	0.000	0.000 $^+$
	(0.000)	(0.000)	(0.000)	(0.000)

续表

	women		men	
	citygirl	towngirl	cityboy	townboy
marr	-0.191***	-0.191***	-0.040	0.048
	(0.047)	(0.047)	(0.053)	(0.039)
edu	0.013	0.013	-0.012	0.005
	(0.009)	(0.009)	(0.009)	(0.006)
minzu	-0.001	-0.001	0.029+	0.027**
	(0.025)	(0.025)	(0.017)	(0.009)
party	0.008	0.008	0.011	0.009
	(0.009)	(0.009)	(0.007)	(0.008)
1. region	0.068	0.068	0.023	0.037
	(0.065)	(0.065)	(0.058)	(0.047)
2. region	-0.014	-0.014	-0.162*	-0.124**
	(0.087)	(0.087)	(0.070)	(0.047)
N	1315	1315	1720	3020
r2_p	0.018	0.018	0.015	0.016

注：+、*、**、***分别表示在10%、5%、1%、0.1%水平上显著。

表5-5 幸福与工作时间方程

	women		men	
	citygirl	towngirl	cityboy	townboy
health	-0.232***	-0.232***	-0.198***	-0.219***
	(0.032)	(0.032)	(0.025)	(0.017)
Lninc	0.008	0.008	0.020	-0.011
	(0.021)	(0.021)	(0.021)	(0.014)
timeqq4011	0.005	0.005	0.003	0.026+
	(0.033)	(0.033)	(0.023)	(0.015)
timeqq4012	0.009	0.009	0.010	-0.003
	(0.025)	(0.025)	(0.017)	(0.012)
age	0.020	0.020	-0.006	-0.019+
	(0.019)	(0.019)	(0.017)	(0.010)
age^2	0.000	0.000	0.000	0.000*
	(0.000)	(0.000)	(0.000)	(0.000)
marr	-0.257***	-0.257***	-0.060	0.074*
	(0.050)	(0.050)	(0.055)	(0.037)

续表

	women		men	
	citygirl	towngirl	cityboy	townboy
edu	0.016	0.016	−0.011	0.003
	(0.010)	(0.010)	(0.009)	(0.006)
minzu	−0.016	−0.016	0.036 *	0.025 **
	(0.027)	(0.027)	(0.016)	(0.008)
party	0.007	0.007	0.014 *	0.009
	(0.009)	(0.009)	(0.007)	(0.007)
1. region	0.039	0.039	0.027	0.021
	(0.066)	(0.066)	(0.058)	(0.045)
2. region	−0.119	−0.119	−0.132 +	−0.144 ***
	(0.089)	(0.089)	(0.070)	(0.045)
N	1248	1248	1700	3240
r2_p	0.022	0.022	0.014	0.017

注：+、*、**、*** 分别表示在 10%、5%、1%、0.1% 水平上显著。

表 5 − 6 幸福与学习时间方程

	women		men	
	citygirl	towngirl	cityboy	townboy
health	−2.263 **	−2.263 **	−0.198 ***	−0.266 ***
	(0.785)	(0.785)	(0.025)	(0.032)
Lninc	−0.023	−0.023	0.020	−0.023
	(0.519)	(0.519)	(0.021)	(0.023)
timeqs1011	−0.129	−0.129		
	(0.121)	(0.121)		
timeqs1012	1.114 **	1.114 **		
	(0.353)	(0.353)		
age	0.633	0.633	−0.006	−0.013
	(0.647)	(0.647)	(0.017)	(0.023)
age^2	−0.012	−0.012	0.000	0.000
	(0.013)	(0.013)	(0.000)	(0.000)
marr	3.035 +	3.035 +	−0.060	0.170 *
	(1.645)	(1.645)	(0.055)	(0.074)

续表

	women		men	
	citygirl	towngirl	cityboy	townboy
edu	−0.363	−0.363	−0.011	−0.012
	(0.273)	(0.273)	(0.009)	(0.011)
party	−0.261	−0.261	0.014 *	0.016
	(0.276)	(0.276)	(0.007)	(0.012)
1. region	2.990 +	2.990 +	0.027	−0.034
	(1.665)	(1.665)	(0.058)	(0.081)
2. region	11.112	11.112	−0.132 +	−0.097
	(293.001)	(293.001)	(0.070)	(0.079)
timeqq4011			0.003	
			(0.023)	
timeqq4012			0.010	
			(0.017)	
minzu			0.036 *	0.027 +
			(0.016)	(0.015)
timequ250m				−0.001
				(0.003)
timeqp702				0.007 *
				(0.003)
N	17	17	1700	1045
r2_p	0.360	0.360	0.014	0.022

注：+、*、**、***分别表示在 10%、5%、1%、0.1% 水平上显著。

表 5−7　幸福与家务时间方程

	women		men	
	citygirl	towngirl	cityboy	townboy
health	−0.232 ***	−0.232 ***	−0.199 ***	−0.221 ***
	(0.032)	(0.032)	(0.025)	(0.017)
Lninc	0.003	0.003	0.019	−0.013
	(0.021)	(0.021)	(0.021)	(0.014)
timeqq9011	−0.055 +	−0.055 +	0.009	−0.037 +
	(0.030)	(0.030)	(0.032)	(0.019)
timeqq9012	0.037 +	0.037 +	−0.018	0.014
	(0.021)	(0.021)	(0.022)	(0.015)

续表

	women		men	
	citygirl	towngirl	cityboy	townboy
age	0.016	0.016	−0.006	−0.018 +
	(0.020)	(0.020)	(0.017)	(0.010)
age^2	0.000	0.000	0.000	0.000 *
	(0.000)	(0.000)	(0.000)	(0.000)
marr	−0.258 ***	−0.258 ***	−0.068	0.070 +
	(0.050)	(0.050)	(0.055)	(0.037)
edu	0.016	0.016	−0.011	0.002
	(0.010)	(0.010)	(0.009)	(0.006)
minzu	−0.016	−0.016	0.036 *	0.026 **
	(0.027)	(0.027)	(0.016)	(0.008)
party	0.006	0.006	0.015 *	0.010
	(0.009)	(0.009)	(0.007)	(0.007)
1. region	0.046	0.046	0.027	0.027
	(0.066)	(0.066)	(0.058)	(0.045)
2. region	−0.124	−0.124	−0.124 +	−0.138 **
	(0.089)	(0.089)	(0.070)	(0.046)
N	1251	1251	1699	3235
r2_p	0.023	0.023	0.014	0.017

注：+、*、**、*** 分别表示在 10%、5%、1%、0.1% 水平上显著。

表 5 − 8　幸福与非劳动收入方程

	women		men	
	citygirl	towngirl	cityboy	townboy
health	−0.072	−0.072	−0.254	−0.280 ***
	(0.218)	(0.218)	(0.174)	(0.081)
Lninc	0.428 +	0.428 +	0.039	−0.067
	(0.226)	(0.226)	(0.237)	(0.077)
icjy	0.000	0.000	0.000	0.000
	(0.000)	(0.000)	(0.000)	(0.000)
iccc	0.000	0.000	0.000	0.000
	(0.000)	(0.000)	(0.000)	(0.000)
iczy	0.000	0.000	0.000 *	0.000
	(0.000)	(0.000)	(0.000)	(0.000)

续表

	women		men	
	citygirl	towngirl	cityboy	townboy
age	0.084	0.084	−0.268 +	−0.018
	(0.155)	(0.155)	(0.163)	(0.042)
age²	−0.001	−0.001	0.003 +	0.000
	(0.002)	(0.002)	(0.002)	(0.000)
marr	0.215	0.215	0.360	−0.002
	(0.660)	(0.660)	(0.450)	(0.164)
edu	0.136 +	0.136 +	0.030	0.033
	(0.075)	(0.075)	(0.064)	(0.024)
minzu	−0.055	−0.055		0.021
	(0.152)	(0.152)		(0.040)
party	−0.097	−0.097	0.091	−0.011
	(0.066)	(0.066)	(0.061)	(0.031)
1. region	−0.274	−0.274	−0.178	0.213
	(0.653)	(0.653)	(0.522)	(0.205)
2. region	0.567	0.567	−0.731	−0.174
	(0.560)	(0.560)	(0.531)	(0.202)
N	39	39	41	175
r2_p	0.131	0.131	0.127	0.035

注：+、*、**、***分别表示在10%、5%、1%、0.1%水平上显著。

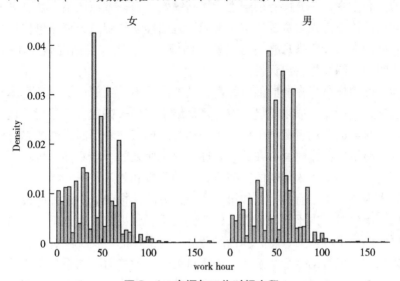

图 5 − 1 幸福与工作时间方程

5.1.3 结论与政策建议

本书研究形成以下基本结论：强调了工作时间的异质化，并构建了异质化工作时间影响主观幸福感的理论与实证模型。提出可能存在的"L"形关系。不同的职业收入以及社会经济地位，可能调节了工作时间与主观幸福感的关系。对于以体力劳动为主的职业女性，在低收入的情况下可能会加剧主观幸福感的损耗。健康成为可能的中介机制，其影响机制是公平因素与健康损耗因素，这两种因素成为影响工作时间和幸福感的两个重要的因素。

缩短工作时间，设立女性假期，进一步缩减女性工作时间，实现家庭弹性工作制和云办公。让政策制定者认识到加班对于健康和主观幸福感的危害。虽然这种危害短期之内可能并未产生影响，但是长期必然会对健康人力资本产生消耗的作用，进而加速健康人力资本的损耗，影响一代人的主观幸福感，甚至会将这种主观幸福感损失传递给下一代。政府应该出台相应的工作时间标准法，强化对脑力劳动者工作环境的优化，提升云办公条件，减少通勤时间，避免不必要的会议时间支出。

进一步提升职业女性的身心健康水平，均衡脑力劳动者工作时间的付出成本。脑力劳动者与体力劳动者的不同在于，脑力劳动者前期学习时间投入过多，因此，从工作时间来考虑收入问题是不公平的。同时脑力劳动者有比较强的工作负荷和心理压力，因此企业也应该重视工作时间的健康损耗研究。把女性的身心资源作为健康人力资本来对待，善用女性健康及主观幸福感人力资本，改善女性劳动者的身心健康，一方面有助于企业提高绩效，另一方面从整个社会来看，也有利于女性群体作为人力资源的重要来源所起的推动作用。企事业单位可以通过对职业女性的人力投资来加强对心理资本的恢复，有效地控制健康损耗的加速，减少工作时间内的个体付出代价。

时间产出差异是指在相同的时间内，其产出是不一致的。也就是具体到经济收入的差异，包括完成成果质量的差异，最终由市场来决定。但是，从现实情况来看，不同时期的劳动者劳动价值并不一样，总体存在着不断提高的趋势。研究认为，同一时期的工作时间存在着一致性。由于所处的行业不同、市场不同、劳动技能不同，劳动者投入相同的时间所获得的回报和收入是不一样的。如金融行业往往收入很高，但是有的行业如第一产业，劳动回报偏低。这种回报的差异性说明，同一单位时间内不同职业女性的工作时间所付出的成本是不一样的，在同一单位时间内付出的体力、脑力和情绪劳动是不一样的。福祉经济学认为，幸福是指可以从许多可行的生活状态中，进行自由选择的能力。如果职业女性的可行能力偏低，在新的选择集合中没有可以利用的资源完成相应的任务，那么同样单位时间内的经济回报是非常有限的。

5.2　家务时间与职业女性的健康与主观幸福感

家庭照料极大地影响了女性的健康及主观幸福感。家庭照料主要包括儿童照料和老人照料。儿童照料，如果有祖父母参与和国家二胎政策的保障下，会有效地提升中国职业女性的劳动参与率及主观幸福感。劳动参与率、健康及收入、主观幸福感、照料方式，一直是劳动经济学关注的主要话题。过去的研究主要集中在正规儿童照料机构，如托儿所、幼儿园和学前班对于女性有关幸福感的影响。正规儿童照料可以提升学龄前儿童母亲的劳动参与率，增加相应的劳动供给；同时也可以借助祖父母、邻居和保姆提供的非正规儿童照料，这些都有助于提升女性的劳动参与率，减轻女性在家庭和工作中的压力，对女性的健康修复提供了一定的帮助。

随着老龄化的到来，对老人的照料也是家庭的重要任务之一。联合国预测，我国 60 周岁及以上老年人口，将于 2050 年增加到全国人口数量的 1/3 以上。

将大量的精力用于家庭照料会挤压女性工作时间和休息时间。家务劳动的时间挤占了女性大部分的学习时间，也影响了女性的休息。这些都会造成女性从事家庭照料活动的紧张感和压迫感，从而对身体和心理健康造成不利的影响，进而影响女性的幸福感，同时女性照料者的健康又会反过来影响儿童和老人的照料效果。为了平衡家庭照料与自身健康及主观幸福感的冲突，有必要出台相应的政策以缓解家庭照料成本。本书利用 CGSS2010～2015 年的混合横截面数据，用工具变量方法检验照料与职业女性健康及主观幸福感之间存在的内生性关系，并科学严谨地建模，检验了家庭照料与职业女性健康及主观幸福感之间是否存在着各种差异。

对于职业女性来说，健康及主观幸福感的研究大多集中于人力资源方面。不仅在劳动经济学当中有大量的论述，健康经济学也对相关问题进行了探讨，社会经济学也参与其中。本书主要是从经济学视角研究职业女性健康及主观幸福感与家庭照料之间的内生性关系。从 20 世纪 70 年代开始，学术界就有了家庭照料与健康及主观幸福感的相关研究，提出家庭照料可能会导致身体健康水平下降，如睡眠障碍、内分泌失调等，增加了发生心脑血管疾病的可能性。照料对于健康的影响具有一定的可持续性。高强度的照料压力，可能会给照料者的健康带来问题，出现身体和心理的疾病。从研究方法来看家庭照料与健康之间的关系具有一定的内生性。这些内生性由于遗漏了一些变量，可能会出现一些反向因果的关系。这些在方法论上都是较难解决的。目前，大多数的研究缺乏对于内生性的讨论，导致研究结论产生一定偏误。陈璐和范红丽采用工具变量法对相关的课题进行了实证研究，在国内文献中尚属首例。

本书根据健康需求理论模型进行了有效扩展，将家庭照料引入女性健康及主观幸福感影响因素方程。家庭照料的变量为 Familycare，因变量 Health 是衡量健康水平的重要指标，包括了自评健康和客观健康。因此，职业女性健康及主观幸福感与家庭照料的关系可以设定以下的模型。

$$Happiness = \alpha_0 + \beta_1 Heath + \beta_2 X + \beta_3 Workhours + \beta_4 Income \qquad (5-3)$$

其中，Happiness 表示主观幸福感，α_0 代表截距，β_1，…，β_4 代表回归系数。Heath 代表身体健康状况，Income 代表相对收入等级，Familycare 代表家庭照料。

本书主要采用中国综合社会调查（2010～2015年）的混合截面数据，实证分析了照料对职业女性健康及主观幸福感的影响。通过选取有效的工具变量，控制了家庭照料与健康变量之间的内生性，实证研究发现家庭照料对于城镇新女性的健康产生了负面的影响。但也存在其他控制变量的调节，如年龄、受教育水平、医疗服务与健康行为都是影响女性健康与主观幸福感的重要因素。她们的不良生活方式，包括吸烟、喝酒等行为都会显著降低女性的健康。

健康人力资本已经成为研究劳动力市场的重要课题。职业女性健康及主观幸福感水平对整个家庭照料和整个社会都会产生重大的影响。有必要建议政府提出相应的公共政策，以减轻城乡居民的家庭照料负担。完善养老机构、幼托机构提供廉价可及的惠民服务，同时加强对家政服务业的管理，给全世界的女性提供相应的心理辅导和帮助。对于企业社会责任来说，也是具有重要意义的。通过减轻家庭照料，从而提升企业职业女性的幸福感和健康是一个亟待解决的课题。

第6章　基于机会均等的职业女性的主观幸福感

众生平等。——释迦牟尼

6.1　机会不平等的理论与实证

6.1.1　机会不平等的理论与文献回顾

机会不平等理论将其内涵界定为环境—努力二元分析框架，该框架认为将微观个体标准分为两类，环境是指个体无法自我控制的因素结合，如家庭环境、种族背景、性别等；而努力则是指个体可以控制的行为，如受教育程度、工作的努力程度等。机会不平等的测量已成为国内外研究的重点。在实证方面，机会不平等的测量主要采取事前法和事后法。事前法主要关注的是类别之间的收入差距，而事后法关注的是群体内部的分配结果。由于努力程度难以被直观测度，因此不需要直接识别努力程度的事前法受到了广泛的运用。事前法根据是否需要确定收入决定方程。又可以分为参数法和非参数法，两者的差别在于，参数法设定了模型的具体形式，根据反事实收入分布测度机会不平等的程度。学者对于机会不平等的测度，如刘波、陈东和黄旭峰、宋洋等的文献大多采用参数法。少数学者采用非参数法测度机会不平等。从结果来看，二者的差异较大。对于环境因素选择的差异，也会导致结果迥异。

国外对于机会不平等的测度已形成一定的研究基础，但是国内学者对于机会不平等的研究起步较迟。学者如吕光明，采用环境—努力二元分析框架，运用事前参数法，结合 CGSS 2008 ~ 2015 年调查数据，探讨了我国收入分配的机会不平等的生成。宋扬（2017）运用 Oaxaca 分析法认为存在着家庭背景、教育代际以及劳动力市场歧视三个重要的机会不平等作用。东风等（2017）基于 PSM，检测努力是否有助于降低机会不平等。宋洁等（2018）研究发现，环境因素和努力因素都可以直接或间接影响收入。由于环境与努力因素交互作用的复杂性，因此揭示其间接影响机制的文献较为困难并不多见，也不够清晰。李莹和吕光明（2019）研究发现存在着环境因素和努力因素的交互作用，其在对收入的影响中发挥着重要作用。难能可贵的是，提出了中国机会不平等综合分析的基本框架，并应用夏普利值分析法和多层次反事实收入构建法，极大地丰富了机会不平等理论。

环境因素与努力因素并不完全独立。按照惯例，我们将性别、出生地、教育水平以及职业规划作为环境点，个人的教育和职业信息作为努力变量。环境因素影响受教育机会，进而影响职业女性的健康及主观幸福感。国内对于教育机会不平等的研究较为丰富。性别、家庭背景以及地区城乡差别被认为是影响教育机会的重要因素，其中父亲的受教育程度和职业地位显著影响其子女接受高等教育的机会。现有文献认为家庭环境，尤其是早期环境将会影响女性孕期及其胎儿的早期认知能力，引起后期受教育水平及人力资源的积累。而这种早期的影响，将会相伴人的一生。《义务教育法》的实施使职业女性获得了更多得到初中文凭的可能性，同时高校扩招也增加了上大学的概率，使女性有更多的机会接受高等教育，进而提升其人力资本并获得主观幸福感。

无论是中小学教育还是高等教育，都存在着地区差异，尤其是东部地区的城镇家庭将获益更多。优质教育资源供给不足、学区房和留学热都增加了家庭对子女教育的支出。这些机会不平等的因素和作用渠道都存在着家庭背景差异和地区差异。同时，劳动者的收入差异，也存在着劳动力性别歧视，全世界的女性相对于男性而言，有更多的机会不平等。同时，由于家庭背景、户籍制度和环境因素影响了职业的升迁和流动。周兴和张鹏（2015）发现城镇家庭职业有向父辈职业回归的趋势，非农就业会提高职业向上流动的可能性。

测度机会不平等最为便捷和广泛使用的方法是事前参数法和反事实收入法。收入不平等可以分为类别间的不平等与类别内部的不平等。类别间的不平等主要反映的是机会不平等；而类别内部的不平等，主要是由于努力程度不同所导致的公平合理的不平等。通过明瑟收入方程构建反事实收入以获得环境内部的不平等。

收入不平等，可以分解为不同类别间的平等与相同类别内部的不平等。依据李莹和吕光明的文献，广义熵指数可以完美分解组间差异。所以类别内部的不同反应是差异所导致的，而类别之间，反映了个体存在的环境因素差异，据李莹与吕光明所提供的方法，依据 Ml 指数的分解，得到因环境变量导致的机会不平等的绝对量。

职业女性往往是先接受教育，重点是中学教育和高等教育，然后再进入劳动力市场和人才市场，因此环境因素会通过影响教育质量、就业效应等中介变量来间接影响机会不平等。从收入流动性的视角来看，中国的机会不平等。收入流动性包括了代际流动。代际流动反映了个人通过努力，在社会中的相对位置发生改变，实现阶层的跃迁。如清华大学的保安通过考研成为教师，从而获得稳定的收入；保姆成为高考补习班的老师，从而获得了更高的收入。尹恒（2006）认为收入的流动性、机会不平等往往如影相随。20 世纪 90 年代以来，我国收入流动性正在呈下降趋势。但流动性下降不是全局性的，不同特征人群的收入流动性呈现出不同的下降的趋势。对于职业女性而言，相对于 20 世纪 90 年代，21 世纪以来城镇和农村居民家庭的收入流动性都有所下降，但是城镇居民的收入流动性下降更快。王海港通过研究城镇家庭父母与子女收入的代际收入弹性，发现贫富代际概率上升，说明了我国存在机会不平等。因此，教育机会的不均等、社会保障体制的不健全、住房改革以及户籍制度所带来的导致中国收入不平等加剧的主要原因仍然存在。机会不平等已纳入经济学的研究框架，但需要进行合理的测度。

在数据来源与变量选择中，本书研究采用的数据均为 CGSS 数据，即中国综合社会调查 2010～2015 年的数据。该调查数据库来源于中国人民大学，具有全国的代表性，能够满足本书研究的要求。收入变量采用全年个人收入指标。在 5年中均有提及个人去年全年的总收入是多少。由于个人收入分布高度右偏，所以对被解释变量采取了自然对数的方法。

表 6-1 为各年份 Shapley 值分解，反映各年份机会不平等程度受到外部因素的影响，其中教育仍为最重要的影响因素。

表 6-1　Shapley 值分解

Factor	Shapley value (estimate)	Percent (estimate)
age	0.00494	3.57%
age^2	0.00507	3.67%
Female	0.01207	8.73%
hukou	0.01855	13.42%
East	0.00074	0.54%
homerank	0.00613	4.43%
fedu	0.01154	8.35%
fl	0.0025	1.81%
Edu	0.053	38.35%
Emp	0.02366	17.12%

续表

Factor	Shapley value (estimate)	Percent (estimate)
Total	0.1382	100.00%
2015		
2013		
age	0.00669	3.09%
age^2	0.00718	3.32%
Female	0.0201	9.29%
hukou	0.01171	5.41%
East	0.04252	19.66%
homerank	0.01589	7.35%
fedu	0.01984	9.17%
fl	0.00264	1.22%
edu	0.06965	32.20%
Emp	0.02006	9.28%
Total	0.21628	100.00%
2012		
age	0.00623	3.05%
age^2	0.00639	3.12%
Female	0.01656	8.09%
hukou	0.03517	17.20%
East	0.00014	0.07%
homerank	0.00822	4.02%
fedu	0.01258	6.15%
fl	0.00432	2.11%
Edu	0.09778	47.81%
Emp	0.01713	8.38%
Total	0.20453	100.00%
2011		
age	0.00396	2.56%
age^2	0.00385	2.49%

续表

Factor	Shapley value (estimate)	Percent (estimate)
Female	0.01318	8.54%
hukou	0.01236	8.01%
East	0.00207	1.34%
homerank	0.00613	3.97%
fedu	0.02171	14.07%
fl	0.00248	1.61%
Edu	0.0768	49.76%
Emp	0.0118	7.64%
Total	0.15435	100.00%
2010		
age	0.00233	1.82%
age^2	0.00225	1.76%
Female	0.01032	8.06%
hukou	0.01977	15.44%
East	0.0005	0.39%
homerank	0.00807	6.30%
fedu	0.01729	13.50%
fl	0.00246	1.92%
Edu	0.05529	43.17%
Emp	0.00979	7.65%
Total	0.12807	100.00%

6.1.2 机会不平等的实证研究与测度

正如弗里德曼所认为，结果公平是不现实的，机会的公平才是最为根本的社会公平。前程向人才开放，只有一个人的才华和才能决定其获得的成功，而不是家庭背景、出身、民族、性别和环境特征等。

（1）关于不平等的理论分析框架。机会平等的实质在于在给定外生政策和努力水平的情况下，无论个人处于何种类型，最终获得的优势应该是相等的。这里优势指个人的收入、消费、健康及经济社会地位等情况。罗默的分析框架，将机会不平等这一哲学概念引入经济学分析框架中。也就是说，最终的结果仅仅依赖于个人的努力情况和外生政策，而与环境无关。上述分析框架为客观测量机会不平等奠定了坚实的理论基础。

（2）机会不平等的测量。根据潘春阳的观点，机会不平等测量可以划分为两种方法。第一种是利用被调查者对机会不平等程度的主观判断进行测量。第二种则是利用客观指标，如收入流动性，这类方法还处在发展之中。机会不平等的测量方法可以分为主观方法和客观方法。主观方法强调直观、判断和成功可控性；客观方法比较关注收入流动性。

（3）机会不平等的主观测量方法。虽然机会不平等程度难以进行客观的测量，但是社会公众对机会不平等的主观判断是基本一致的。在中国综合社会调查数据中，2015年问卷中有若干题项是反映对当前社会机会平等程度的主观感知和直接判断，要求被调查者回答一些关于机会平等的问题。但是关于上述题项的主观感受，只能从侧面反映机会平等，并不能涵盖机会中的所有方面。

参照潘春阳和何立新（2011）的观点。构造方法如下：凡是认为成功取决于那些可控因素的职业女性，则认为社会机会公平。而那些认为成功取决于不可控因素的职业女性，则认为机会不公平，存在公平缺口。由于我国公共教育资源的稀缺和配置不均匀，个人受教育程度很大程度上取决于户籍出生地，早期环境尤其是家庭背景、父母身份对个人的社会资本有较大影响。因此，越是认为成功取决于人为不可控因素的居民，越认为机会不平等。但是，人为不可控性仍然是一种主观测量方法。对于其主观判断容易受到社会文化的不可观测因素的影响，有可能是主观判断，甚至偏离客观现实。为了克服上述测量方法的缺陷，将引入客观方法。

（4）收入流动性的测量方法。收入流动性包括代内流动和代际流动。收入流动性是指两代人的社会经济地位的变化和相关性。代际流动是指家庭背景对本人后天成就的影响，而代内流动主要是指收入绝对量的变化在整个社会经济排序中的位置。收入流动性的高低一定程度上反映了机会不平等的程度。可以采用回归方程估计收入流动性。收入、消费、健康等优势越大，代际收入弹性系数越高，则反映收入流动性越低，表明存在较为严重的社会机会不平等现象。

相对于主观感受的估量方法而言，收入流动性尤其是代际收入流动性排除了个人因素。但其环境因素仅局限于家庭背景这一个维度，而忽略了其他人难以控制的因素，因此并不能完全代表社会的机会不平等。而代际收入流动性，既包括了个人努力选择的因素，又包括了环境，因此难以有效分离努力与环境因素。真实的机会不平等的水平远高于估计得到的机会不平等水平。

研究数据来源于2010～2015年的中国综合社会调查数据，该调查数据涵盖全国大部分省份和直辖市，可以获得反映职业女性个人特征和家庭背景的客观变量。经过分析和整理，得到 5 个时点的截面数据。各地样本分布存在一定的差距，在于当地人口基本成比例。利用各省份的 2010 年为基期的 CPI 对被调查者汇报的 2010～2015 年的家庭全部纯收入消除通货膨胀，将消除通货膨胀后的家庭收入除以家庭人口的平方根。

　　根据潘春阳的做法，依据三个环境变量，将城镇居民分为 12 种类型。该变量唯一，父母平均受教育程度为父亲和母亲两人受教育程度的算术平均数。父亲的政治身份为二值虚拟变量。中共党员等于 1，非中共党员等于 0。被调查者的地区分布，按照东中西分为 1～3。依据上述三个环境变量，将职业女性划分为 12 种类型。探讨不平等对于职业女性健康及主观幸福感的影响，并对提出的相应理论假设进行验证。

　　但是 Ferreira 和 Gignoux（2011）通过数学证明得出，利用实际数据估计得到的机会不平等，应该可以是真实机会不平等程度的下限。也就是说真实的机会不平等程度必然高于估计到的不平等程度。同时努力不平等程度的上限，作为机会不平等程度的下限，如果对于主观幸福感有负面的影响，则对保证本书假设的可证伪性应该更有信心。

　　在变量的测量中，本书研究的因变量是主观幸福感。使用 CGSS 调查问卷，问题表述为，总体而言，您对自己所过的生活的感觉是怎么样的呢？要求回答非常不幸福、不幸福、一般幸福以及非常幸福。而机会不平等是本书研究的核心解释变量。我们运用潘春阳的研究方法，将机会不平等划分为两部分：机会不平等（OI）和努力不平等（EI）。为了避免遗漏变量所带来的估计误差，我们还引用了一系列控制变量，包括收入水平、性别、年龄、年龄的平方、受教育程度、婚姻状况、就业状态、政治身份以及东、中西部地区虚拟变量和年份虚拟变量。基本统计量如表 6-2 至表 6-6 所示。

表 6-2　2010 年机会不平等的分解

性别	女性		男性	
Variable	Value	In percentage	Value	In percentage
age	0.009034	2.98%	0.013328	5.17%
age^2	0.007718	2.54%	0.011251	4.37%
Female	0.110546	36.41%	0.082151	31.88%
hukou	0.00014	0.05%	0.000386	0.15%
East	0.002316	0.76%	0.000463	0.18%
homerank	0.017722	5.84%	0.015563	6.04%

续表

性别	女性		男性	
Variable	Value	In percentage	Value	In percentage
fedu	0.03455	11.38%	0.029991	11.64%
fl	0.004457	1.47%	0.004185	1.62%
Edu	0.113797	37.48%	0.097672	37.91%
Emp	0.002082	0.69%	0.002233	0.87%
Total	0.303601	100.00%	0.257672	100.00%

地区	东部		中西部	
Variable	Value	In percentage	Value	In percentage
age	0.00429	1.75%	0.012081	3.67%
age^2	0.003578	1.46%	0.010365	3.15%
Female	0.010661	4.36%	0.024355	7.40%
hukou	0.075746	30.96%	0.116713	35.46%
homerank	0.015912	6.50%	0.013184	4.01%
fedu	0.020428	8.35%	0.032662	9.92%
fl	0.004262	1.74%	0.003726	1.13%
Edu	0.105317	43.05%	0.099636	30.27%
Emp	0.004447	1.82%	0.002559	0.78%
Total	0.244665	100.00%	0.329184	100.00%

时代	60年代前		"60后"		"70后"		"80后"		"90后"	
Variable	Value	In percentage	Value	In percentage	Value	In percentage	Value	In percentage	Value	In percentage
age	0.000029	0.68%	0.000626	0.24%	0.002201	0.81%	0.005237	3.24%	0.00951	4.15%
age^2	0.000026	0.60%	0.000633	0.25%	0.002082	0.77%	0.004776	2.96%	0.009424	4.11%
Female	0.000218	5.03%	0.033865	13.19%	0.038899	14.30%	0.024966	15.46%	0.001754	0.76%
hukou	0.001624	37.46%	0.062083	24.18%	0.063882	23.48%	0.021578	13.36%	0.009642	4.20%
East	0.000032	0.73%	0.000144	0.06%	0.001008	0.37%	0.000408	0.25%	0.008773	3.82%
homerank	0.000225	5.19%	0.012478	4.86%	0.014949	5.49%	0.004266	2.64%	0.001196	0.52%
fedu	0.00021	4.84%	0.031247	12.17%	0.028017	10.30%	0.013632	8.44%	0.024009	10.47%
fl	0.000029	0.66%	0.002991	1.16%	0.006487	2.38%	0.002573	1.59%	0.002238	0.98%
Edu	0.001714	39.55%	0.098466	38.34%	0.098994	36.38%	0.069775	43.19%	0.015735	6.86%
Emp	0.000207	4.78%	0.014265	5.55%	0.015511	5.70%	0.0143	8.85%	0.134012	58.42%
Total	0.004334	100.00%	0.256796	100.00%	0.272077	100.00%	0.161536	100.00%	0.229393	100.00%

表6-3 2011年机会不平等的分解

性别	女性		男性	
Variable	Value	In percentage	Value	In percentage
age	0.012989	4.22%	0.01585	7.34%
age^2	0.011278	3.66%	0.014583	6.75%
Female	0.078675	25.56%	0.038157	17.67%
hukou	0.000552	0.18%	0.001124	0.52%
East	0.000739	0.24%	0.003917	1.81%
homerank	0.02947	9.58%	0.013674	6.33%
fedu	0.034442	11.19%	0.02378	11.01%
fl	0.004409	1.43%	0.003794	1.76%
Edu	0.130426	42.38%	0.096585	44.73%
Emp	0.00188	0.61%	0.001868	0.87%
Total	0.307753	100.00%	0.215925	100.00%

地区	东部		中西部	
Variable	Value	In percentage	Value	In percentage
age	0.010009	6.25%	0.014284	4.71%
age^2	0.008403	5.25%	0.012559	4.14%
Female	0.00857	5.35%	0.021182	6.98%
hukou	0.040102	25.05%	0.059668	19.66%
homerank	0.008815	5.51%	0.0217	7.15%
fedu	0.007274	4.54%	0.034387	11.33%
fl	0.001236	0.77%	0.005089	1.68%
Edu	0.067425	42.13%	0.128917	42.48%
Emp	0.008187	5.12%	0.00169	0.56%
Total	0.16006	100.00%	0.3035	100.00%

时代	60年代前		"60后"		"70后"		"80后"		"90后"	
Variable	Value	In percentage	Value	In percentage	Value	In percentage	Value	In percentage	Value	In percentage
age	0.000119	2.75%	0.001791	0.77%	0.004701	1.99%	0.003938	2.92%	0.006264	2.70%
age^2	0.000111	2.56%	0.001702	0.73%	0.004622	1.96%	0.003689	2.73%	0.006333	2.73%
Female	0.00024	5.54%	0.026655	11.42%	0.037601	15.95%	0.018753	13.90%	0.011527	4.97%
hukou	0.001179	27.24%	0.033743	14.46%	0.023597	10.01%	0.005747	4.26%	0.001004	0.43%
East	0.00001	0.24%	0.001376	0.59%	0.004582	1.94%	0.005325	3.95%	0.00135	0.58%

续表

时代	60 年代前		"60 后"		"70 后"		"80 后"		"90 后"	
Variable	Value	In percentage	Value	In percentage	Value	In percentage	Value	In percentage	Value	In percentage
homerank	0.000351	8.10%	0.017088	7.32%	0.011226	4.76%	0.003407	2.53%	0.006504	2.80%
fedu	0.000258	5.97%	0.01766	7.57%	0.023112	9.80%	0.006766	5.01%	0.015664	6.75%
f1	0.000048	1.10%	0.007575	3.25%	0.00155	0.66%	0.001953	1.45%	0.001132	0.49%
Edu	0.001771	40.89%	0.114647	49.12%	0.113553	48.17%	0.043847	32.50%	0.007612	3.28%
Emp	0.000243	5.62%	0.011152	4.78%	0.010826	4.59%	0.041404	30.69%	0.171892	74.13%
Total	0.00433	100.00%	0.233389	100.00%	0.235739	100.00%	0.134916	100.00%	0.231893	100.00%

表 6 - 4 2012 年机会不平等的分解

性别	女性		男性	
Variable	Value	In percentage	Value	In percentage
age	0.014283	4.42%	0.018964	7.93%
age^2	0.012678	3.93%	0.017239	7.21%
Female	0.080237	24.85%	0.051646	21.60%
hukou	0.000665	0.21%	0.000655	0.27%
East	0.000337	0.10%	0.000079	0.03%
homerank	0.019295	5.98%	0.016015	6.70%
fedu	0.021874	6.78%	0.012983	5.43%
f1	0.00394	1.22%	0.003339	1.40%
Edu	0.163309	50.58%	0.110571	46.25%
Emp	0.00168	0.52%	0.00457	1.91%
Total	0.322861	100.00%	0.239051	100.00%
地区	东部		中西部	
Variable	Value	In percentage	Value	In percentage
age	0.016493	6.68%	0.014853	4.87%
age^2	0.015497	6.28%	0.013342	4.38%
Female	0.026493	10.73%	0.017521	5.75%
hukou	0.080883	32.75%	0.062809	20.60%
homerank	0.007526	3.05%	0.017624	5.78%
fedu	0.003949	1.60%	0.018957	6.22%
f1	0.000998	0.40%	0.004344	1.43%

续表

地区	东部		中西部	
Variable	Value	In percentage	Value	In percentage
Edu	0.085859	34.77%	0.149073	48.90%
Emp	0.007353	2.98%	0.002684	0.88%
Total	0.246943	100.00%	0.304826	100.00%

时代	60 年代前		"60 后"		"70 后"		"80 后"		"90 后"	
Variable	Value	In percentage	Value	In percentage	Value	In percentage	Value	In percentage	Value	In percentage
age	0.000068	1.61%	0.001338	0.57%	0.001934	0.81%	0.00252	1.73%	0.005111	4.59%
age^2	0.000065	1.55%	0.001355	0.57%	0.001897	0.80%	0.002321	1.60%	0.005331	4.79%
Female	0.000191	4.52%	0.025911	10.95%	0.03984	16.78%	0.024647	16.94%	0.003326	2.99%
hukou	0.00116	27.41%	0.048547	20.52%	0.029132	12.27%	0.023089	15.87%	0.004238	3.81%
East	0.000003	0.08%	0.000459	0.19%	0.000099	0.04%	0.000823	0.57%	0.003289	2.95%
homerank	0.000279	6.59%	0.011822	5.00%	0.007899	3.33%	0.004046	2.78%	0.001186	1.07%
fedu	0.000104	2.47%	0.010972	4.64%	0.020185	8.50%	0.007486	5.15%	0.000829	0.74%
fl	0.000044	1.05%	0.003043	1.29%	0.002573	1.08%	0.001041	0.72%	0.000637	0.57%
Edu	0.00207	48.93%	0.122579	51.81%	0.116301	49.00%	0.060203	41.38%	0.017163	15.42%
Emp	0.000245	5.79%	0.010334	4.37%	0.017505	7.37%	0.019323	13.28%	0.069985	62.86%
Total	0.004231	100.00%	0.236598	100.00%	0.237365	100.00%	0.145499	100.00%	0.11134	100.00%

表 6-5 2013 年机会不平等的分解

性别	女性		男性	
Variable	Value	In percentage	Value	In percentage
age	0.018281	5.65%	0.021935	7.91%
age^2	0.015704	4.85%	0.020422	7.37%
Female	0.047957	14.82%	0.028288	10.21%
hukou	0.010388	3.21%	0.023099	8.33%
East	0.045353	14.01%	0.050926	18.38%
homerank	0.023126	7.15%	0.022722	8.20%
fedu	0.040038	12.37%	0.020091	7.25%
fl	0.002452	0.76%	0.002728	0.98%
Edu	0.112104	34.64%	0.07826	28.24%
Emp	0.002893	0.89%	0.004823	1.74%
Total	0.323639	100.00%	0.277143	100.00%

续表

地区	东部		中西部	
Variable	Value	In percentage	Value	In percentage
age	0.011929	5.58%	0.024248	10.36%
age^2	0.010981	5.13%	0.020814	8.89%
Female	0.020548	9.60%	0.020443	8.73%
hukou	0.027426	12.82%	0.036529	15.61%
homerank	0.013572	6.34%	0.015605	6.67%
fedu	0.02223	10.39%	0.019635	8.39%
fl	0.000749	0.35%	0.004695	2.01%
Edu	0.097121	45.40%	0.080724	34.49%
Emp	0.006508	3.04%	0.004119	1.76%
Total	0.213942	100.00%	0.234074	100.00%

时代	60 年代前		"60 后"		"70 后"		"80 后"		"90 后"	
Variable	Value	In percentage	Value	In percentage	Value	In percentage	Value	In percentage	Value	In percentage
age	0.000127	2.86%	0.001644	0.75%	0.001023	0.48%	0.002013	1.33%	0.012175	9.75%
age^2	0.000115	2.60%	0.001584	0.72%	0.001018	0.47%	0.001969	1.30%	0.01231	9.86%
Female	0.000205	4.63%	0.024986	11.34%	0.040738	18.94%	0.020573	13.58%	0.004189	3.36%
hukou	0.000957	21.61%	0.02897	13.15%	0.014535	6.76%	0.009042	5.97%	0.000051	0.04%
East	0.000666	15.05%	0.043858	19.90%	0.045553	21.18%	0.036055	23.80%	0.029712	23.80%
homerank	0.000312	7.05%	0.019383	8.80%	0.015377	7.15%	0.007313	4.83%	0.005172	4.14%
fedu	0.000249	5.63%	0.009821	4.46%	0.0117	5.44%	0.013675	9.03%	0.000777	0.62%
fl	0.000017	0.39%	0.001334	0.61%	0.002179	1.01%	0.001703	1.12%	0.001158	0.93%
Edu	0.001652	37.31%	0.078937	35.82%	0.070569	32.81%	0.045701	30.17%	0.001033	0.83%
Emp	0.000112	2.52%	0.009824	4.46%	0.012393	5.76%	0.013376	8.83%	0.056828	45.52%
Total	0.004428	100.00%	0.220341	100.00%	0.215086	100.00%	0.151487	100.00%	0.124849	100.00%

表 6 - 6　2015 年机会不平等的分解

性别	女性		男性	
Variable	Value	In percentage	Value	In percentage
age	0.021255	6.21%	0.018323	7.23%
age^2	0.016961	4.95%	0.018686	7.37%
Female	0.082977	24.23%	0.048102	18.97%

续表

性别	女性		男性	
Variable	Value	In percentage	Value	In percentage
hukou	0.011296	3.30%	0.033929	13.38%
East	0.000292	0.09%	0.000819	0.32%
homerank	0.020718	6.05%	0.013771	5.43%
fedu	0.040867	11.93%	0.020568	8.11%
f1	0.005125	1.50%	0.002673	1.05%
Edu	0.132255	38.61%	0.087327	34.44%
Emp	0.006267	1.83%	0.008645	3.41%
Total	0.34251	100.00%	0.253576	100.00%

地区	东部		中西部	
Variable	Value	In percentage	Value	In percentage
age	0.012456	4.22%	0.020375	6.57%
age^2	0.012887	4.37%	0.017178	5.54%
Female	0.00794	2.69%	0.01859	5.99%
hukou	0.09757	33.07%	0.063041	20.32%
homerank	0.013189	4.47%	0.017257	5.56%
fedu	0.024687	8.37%	0.031446	10.14%
f1	0.002941	1.00%	0.004168	1.34%
Edu	0.092808	31.45%	0.126585	40.81%
Emp	0.030604	10.37%	0.0065	2.10%
Total	0.295082	100.00%	0.310205	100.00%

时代	60年代前		"60后"		"70后"		"80后"		"90后"	
Variable	Value	In percentage	Value	In percentage	Value	In percentage	Value	In percentage	Value	In percentage
age	0.00009	2.04%	0.001975	0.84%	0.002377	1.09%	0.000623	0.38%	0.043442	15.06%
age^2	0.00008	1.80%	0.001911	0.82%	0.002308	1.06%	0.000576	0.35%	0.041891	14.52%
Female	0.000218	4.95%	0.036041	15.41%	0.022206	10.23%	0.017677	10.77%	0.001024	0.35%
hukou	0.001513	34.33%	0.048063	20.55%	0.020596	9.48%	0.019597	11.94%	0.003466	1.20%
East	0.000003	0.07%	0.000151	0.06%	0.000306	0.14%	0.00002	0.01%	0.000273	0.09%
homerank	0.000219	4.97%	0.008581	3.67%	0.013565	6.25%	0.007065	4.31%	0.003649	1.27%
fedu	0.000198	4.49%	0.017211	7.36%	0.019788	9.11%	0.019832	12.09%	0.000703	0.24%
f1	0.000041	0.94%	0.002713	1.16%	0.002734	1.26%	0.002547	1.55%	0.000395	0.14%

续表

时代	60 年代前		"60 后"		"70 后"		"80 后"		"90 后"	
Variable	Value	In percentage	Value	In percentage	Value	In percentage	Value	In percentage	Value	In percentage
Edu	0.001879	42.62%	0.099987	42.75%	0.108553	49.99%	0.069599	42.41%	0.015795	5.48%
Emp	0.000167	3.78%	0.017232	7.37%	0.024715	11.38%	0.026561	16.19%	0.177344	61.48%
Total	0.004408	100.00%	0.233865	100.00%	0.217148	100.00%	0.164098	100.00%	0.288448	100.00%

作为因变量的职业女性的主观幸福感是一个五点有序选择变量，因此采用排序 Probit 模型对参数进行估计。

针对机会不平等与我国职业女性幸福感的研究给出了估计模型结果，通过排序模型发现以下的结论：机会不平等对我国职业女性幸福感存在显著的负向影响。一般而言，机会不平等上升，主观幸福感将会下降。

努力不平等对我国职业女性主观幸福感的影响并不显著。除此以外，还有一些结论表明与前人文献基本相符，谷底一般出现在女性的中年婚姻状况，丧偶和离婚对幸福感的负面影响较为显著；受教育程度可以促进幸福感的提高；党员比非党员更加幸福；东部地区妇女比中西部地区妇女更加幸福。

根据潘春阳和罗默的理论我们发现，收入不平等对我国职业女性主观幸福感的影响中，收入不平等由机会不平等和努力不平等两部分构成。机会不平等严重影响我国职业女性健康及主观幸福感，而努力不平等对幸福感的影响较弱。因此，我们选择将收入不平等对主观幸福感关系进行实证研究。在此，本书采取多个指标进行对比研究。一方面采取各个省份的收入不平等指数，另一方面用泰尔指数和基尼系数对我国城镇女性不平等进行实证研究。回归方程的结果表明，以上变量对职业女性健康及主观幸福感的影响显著。其他控制变量的方向和显著性也与基准回归模型相似。

机会不平等对我国职业女性影响的模型是建立在全样本的基础之上的。机会不平等对我国女性主观幸福感存在显著的负向因素。但是机会不平等对职业女性的普通群体存在着不同的影响。因此，在一个机会不平等的社会中相对处于弱势地位的群体，对机会不平等表现出更强的反抗程度；而处于优势地位的女性群体，比较包容机会不平等的出现。为了验证上述的理论假设，我们根据收入水平、政治身份、受教育程度和东中西部四个维度进行分群。低收入者被界定为等价规模收入等于或低于所在省份等价规模收入中位数的居民；相反高收入者则是指等价规模收入高于其所在省份的居民。本书认为低收入者中西部受教育程度较低者处于相对弱势的地位，并进一步通过模型设定，以考察机会不平等对于女性不同群体影响的一致性。通过利用相关变量与机会不平等的交叉项，基于全样本数据进行了排序 Profit 回归。同时，运用基准模型设定，基于个体的子样本进行了数据分析。

$$\ln inc_i = \alpha C_i + \beta E_i + u_i \qquad (6-1)$$

$$E_i = \rho C_i + v_i \qquad (6-2)$$

将式（6-3）代入式（6-1）：

$$\ln inc_i = \psi C_i + \varepsilon_i \qquad (6-3)$$

用 OLS 估计式（6-3）的简化式，定义反事实收入 y_i^c，反映机会不平等。

$$inc_i^c = \exp(\hat{\psi} C_i) \qquad (6-4)$$

根据 MLD 指数的分解，$I(inc_i^c)$ 表示为环境因素导致的机会不平等。

基于 Shapley 值对于机会不平等的来源进行分解，根据李莹和吕光明（2019）、Ferreira 和 Gignoux（2011）的反事实收入测度机会不平等，将环境因素间接渠道分解为教育和就业。

反事实收入 $I(inc_i^c)$ 既包括了可观测环境因素的直接影响，也包括了环境变量经过教育和就业等努力因素导致的间接影响。按照先接受教育再就业的顺序，先行分解教育渠道。具体表达式为：

$$I(inc_i^c) = edu_i \theta + v_i \qquad (6-5)$$

定义反事实收入 $inc_i^{edu,c}$ 和 $inc_i^{\overline{edu},c}$。

$$\ln inc_i^{c,\overline{edu}} = emp_i \gamma + \xi_i \qquad (6-6)$$

$$inc_i^{c,emp} = \exp(emp_i \hat{\gamma}) \qquad (6-7)$$

$$inc_i^{c,other} = emp(\overline{emp}\hat{\gamma} + \hat{\xi}_i) \qquad (6-8)$$

$$I(inc_i^{c,\overline{edu}}) = inc_i^{c,emp} I(inc_i^{c,emp}) + I(inc_i^{c,other}) \qquad (6-9)$$

6.2 机会不平等感知对职业女性主观幸福感的影响

对于机会不平等的测量，我们考虑以下一些要求，也就是说不平等指标需要满足以下的性质：匿名性和转移性以及加和可分解的原则。根据李莹和吕光明的观点，广义熵指数是唯一满足五大原则的一类指标。特殊情形，α 等于 1 和 α 等于 0 时，分别为泰尔指数和平均对数偏差，平均对数偏差又叫 MLD 指数。采用泰尔指数或基尼系数作为不平等测量的问题在于，反事实分布与分解环境因素和努力因素的先后顺序有关。而平均对数偏差不仅可以规避分解次序问题，避免导致机会不平等测度结果存在路径依赖关系，还可以将不平等分解为组间差异和组内差异，从而完美地分解不平等程度中的努力因素和环境因素。本书采用 MLD 指数作为机会不稳定的度量指标。

6.2.1 机会不平等影响我国职业女性主观幸福感路径分析

努力因素主要反映在教育和就业中，因此我们认为受教育水平的高低以及就业水平的高低往往与个人努力相关。但是努力的选择在很大程度上又受到环境因素的制约，尤其在我国，公共教育资源难以均衡，家庭背景和父母社会资本和社会资源存在着较大的差异时，我们需要分析机会不平等影响我国职业女性主观幸福感的路径是什么。通过以上的实证检验，本书发现环境因素对机会不平等的影响较高，同时环境因素可以通过间接渠道来影响。比如说通过教育和就业来影响我国职业女性的主观幸福感，环境因素通过影响就业和教育水平来综合影响女性的后期发展。

我国职业女性受教育水平既受个人特点、背景及制度环境的影响，也存在地域的影响，还存在着教育机会不平等的一些情况，虽然这种不公平的影响正在减弱。我国通过政策调整，希望消除环境因素对个人受教育的影响。同时教育对于就业也产生了很大的影响。我国劳动力市场仍然存在一些难以实现均衡的体制。机会公平由教育和就业所形成的间接作用可以解释 1/3 以上的机会不平等。通过教育和就业间接影响主观幸福感更为隐蔽，这要比机会不平等直接影响主观幸福感的作用更大一些。

本书认为，城乡差异也会表现在教育和就业水平上。尤其对于来自农村的女性，她们通过上大学获取城市职位，成为城市移民，并构成我国城镇女性群体的一部分。由于通过上大学改变了户口，所以无法对这些人群进行单独研究。但是，不可否认农村的教育和就业渠道的机会不公平水平远高于城镇。其主要原因在于，虽然义务教育极大地改善了农村的教育教学条件，但是，不合理的布局也影响了部分农村的中小学生难以享受到就近入学的机会。同时，由于城镇家庭相比一般农村家庭都有比较稳定的收入，从而使教育投资，尤其是在高等教育支出上更为灵活。一部分农村的孩子放弃高考，也正说明受教育程度的上升与教育回报率的不确定性对农村家庭的影响。当然，城镇底层家庭也存在类似的情况。如果没有进行有效的教育投资，将会使家庭的可持续发展受到影响。同时性别在机会不平等的影响中存在着城乡差异。由于本书研究主要集中于职业女性，对于其早期的差异难以进行相应个体追踪的研究，所以留待以后学者进一步探讨。由于我国农村存在着性别歧视现象，农村家庭更愿意对男孩进行教育投资，而不愿意对女性进行更多的投资。因此，本书认为教育和就业作用渠道的城乡差异是最主要的原因之一。吕光明的研究证明，女性在受教育程度上更多地受到环境因素的影响，发现女性的教育间接渠道高于男性，这与我国受教育中的性别不平等相关。在就业领域，女性就业较为困难，存在着性别歧视。李春玲（2009）发现，教育机会的获得更容易受到家庭环境因素的约束。

收入不平等包括机会不平等和公平合理的补偿。在此，公平合理的不平等相当于努力不平等。从现有文献来看，收入不平等虽然总体下降，但在中国转型社会中，仍占有较高的比例。虽然本书的研究重点在于机会不平等或收入不平等对于健康发展的影响，但是首先应该合理地区分影响机会不平等的背后逻辑。因此，有必要对其背后的实现路径和来源进行分析，并且运用分样本对上述机会的不同程度进行描述性分析。通过机会不平等的影响渠道分析，笔者认为教育和就业渠道是机会不平等的主要渠道。但是，问题在于教育与职业之间存在较强的相关性，职业女性受教育水平会直接影响其在职场中的表现。

6.2.2　分析与结果

对机会不平等的教育和就业渠道的影响，本书采用以下方法进行估计。

第一，对教育的间接作用进行测度，构建由环境变量导致的反事实收入 Y_{ic}。它包括环境变量的直接影响，也包括环境变量通过影响企业受教育水平、职业成就等个人努力程度所导致的间接影响路径。将教育渠道和职业渠道从机会不平等中分离出来，这就需要构建反事实收入，将 Y_{ic} 作为因变量，进一步构造回归方程。实际上，环境因素会通过教育质量、出生队列效应等中间变量来间接影响收入。但由于这些变量难以观测和衡量，因此暂不考虑。由于教育和职业之间存在着先后顺序，一般来说是先教育后就业，因此可以考虑教育渠道的影响。如图 6 - 1 至图 6 - 2 所示。

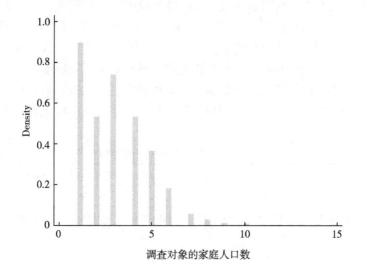

图 6 - 1　家庭总人口的分布情况

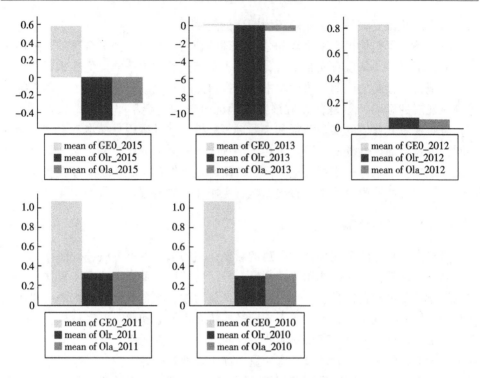

图 6-2　2010~2015 年的机会不平等情况

第二，就业间接作用渠道的测度。环境因素在劳动力市场发挥作用，需要将机会不平等进行分离。将反事实收入 Yic 的对数纳入回归模型，从而获得就业对于收入的净效应。再次根据 MLD 指标的组件组类分解，Yic 的不平等程度可以分解为机会不平等间接作用渠道的总量。在前述两个步骤中，引入中间变量，并构建反事实收入，从而获得教育渠道和就业渠道的机会不平等程度。

机会不平等的间接渠道如果仅包括教育渠道和就业渠道，那么环境因素对机会不平等的影响在机会不平等的间接渠道中还包括了其他不可观测的变量。

表 6-7　Ordered Probit Regression

Happ	Coef.	St. Err.	t-value	p-value	95% Conf	Interval.	Sig.
Health	0.266	0.009	28.12	0.000	0.248	0.285	***
gini	0.000	0.000	-1.86	0.063	-0.001	0.000	*
House	0.001	0.019	0.08	0.939	-0.035	0.038	
Learn	0.039	0.010	3.97	0.000	0.020	0.059	***

续表

Happ	Coef.	St. Err.	t – value	p – value	95% Conf	Interval.	Sig.
f3	− 0. 014	0. 008	− 1. 76	0. 078	− 0. 029	0. 002	*
f2	− 0. 009	0. 011	− 0. 86	0. 389	− 0. 031	0. 012	
fedu	0. 010	0. 005	2. 03	0. 042	0. 000	0. 019	* *
marr	− 0. 043	0. 007	− 5. 80	0. 000	− 0. 058	− 0. 029	* * *
ming	− 0. 011	0. 006	− 1. 98	0. 048	− 0. 023	0. 000	* *
hukou	0. 037	0. 009	4. 38	0. 000	0. 021	0. 054	* * *
party	− 0. 010	0. 007	− 1. 39	0. 165	− 0. 023	0. 004	
sc1	0. 095	0. 009	10. 51	0. 000	0. 077	0. 112	* * *
sc2	0. 014	0. 005	2. 76	0. 006	0. 004	0. 023	* * *
sc3	0. 115	0. 009	13. 19	0. 000	0. 098	0. 132	* * *
sc4	0. 287	0. 030	9. 65	0. 000	0. 229	0. 345	* * *
Fairness	− 0. 006	0. 035	− 0. 18	0. 853	− 0. 075	0. 062	
Social	0. 070	0. 012	6. 02	0. 000	0. 047	0. 093	* * *
Prov	0. 000	0. 001	− 0. 48	0. 633	− 0. 002	0. 001	
Lninc	0. 002	0. 003	0. 93	0. 352	− 0. 003	0. 008	
age	− 0. 015	0. 003	− 4. 56	0. 000	− 0. 022	− 0. 009	* * *
age^2	0. 000	0. 000	7. 06	0. 000	0. 000	0. 000	* * *
Religion	0. 177	0. 028	6. 31	0. 000	0. 122	0. 232	* * *
Edu	0. 035	0. 009	3. 87	0. 000	0. 017	0. 053	* * *
Female	0. 124	0. 018	6. 72	0. 000	0. 088	0. 160	* * *
cut1	0. 876	0. 125	. b	. b	0. 630	1. 122	
cut2	1. 689	0. 126	. b	. b	1. 443	1. 935	
cut3	3. 591	0. 127	. b	. b	3. 342	3. 841	
Mean dependent var	2. 820			SD dependent var		0. 784	
Pseudo r – squared	0. 082			Number of obs		17815. 000	
Chi – square	3207. 764			Prob > chi2		0. 000	
Akaike crit. (AIC)	35921. 292			Bayesian crit. (BIC)		36131. 562	

注：* * * p < 0. 01，* * p < 0. 05，* p < 0. 1。

本书研究以伊斯特林悖论为切入点，基于国内外学术研究成果，以机会不平等的视角研究如何提高我国职业女性主观幸福感，进而对机会不平等进行计算。对于中国综合社会调查（CGSS）的数据构建回归模型，将个体人口学统计变量和人均 GDP、机会不平等、省级层次变量纳入该模型中，本书研究两个层次的自变量对职业女性主观幸福感的影响，结果表明个体层次、受教育程度、工作性质、地区类型对主观幸福感没有显著影响。住房面积对主观幸福感的影响较小，婚姻状况、健康状况、政治面貌对于职业女性主观幸福感影响较为显著。其中，年龄与职业女性主观幸福感的关系呈"U"形关系，主观幸福感随着年龄的增加而下降。当年龄达到 50 岁时，职业女性的主观幸福感达到最低点，其谷底现象也表明了中年职业女性主观幸福感的现状。同时还发现，收入对职业女性主观幸福感的影响呈倒"U"形关系。随着收入水平的不断提高，主观幸福感达到最高，之后主观幸福感随收入的增加而下降。健康状况、政治面貌、婚姻状况对主观幸福感都呈正向的影响。在省级层面，人均 GDP 对职业女性主观幸福感的影响较大，对于年龄收入与主观幸福感的关系也具有显著影响。各个省份的经济发展水平不同，会影响年龄与主观幸福感的关系。也就是说，区域经济水平越好，倒"U"形曲线中的拐点出现越早。机会不平等感知系数会调节年龄与主观幸福感的关系，即机会越不平等系数越高，年龄与主观幸福感的"U"形关系越陡峭，其拐点的出现也越晚。机会不平等系数对收入主观幸福感的关系也会有调节效应，会强化健康和主观幸福感的关系。也就是说地区的机会不平等程度越大，关系曲线越平坦，且曲线出现拐点也越早。

以往的文献对于机会不平等在就业中的影响进行了研究。如朱莉等（2003）以南京市为例，研究机会不平等在就业过程中的作用，发现以差别对待为主的效率原则占据主导位置。对于女性而言，就业中的机会不平等对其非常不利。江求川、任杰等（2014）得出结论，年龄长者比年龄少者面临着更为严重的机会不平等，机会不平等对女性的影响更为强烈。虽然研究表明女性在收入不平等程度和机会不平等的绝对量来说更低一些，而女性占比从 2008 年的 40.55% 下降到 2015 年的 36.62%。但从出生队列上看，"80 后"群体是改革开放后出生的，他们生活在更加公平、开放的社会环境之中。"70 后"群体基本上在 20 世纪 90 年代以后进入劳动力市场，这一时代刚好是社会阶层重新分化、利益格局形成、整个社会的不平等程度显著提高之时。"60 后"群体是在改革开放初期进入劳动力市场，当时社会经济大环境正经历着大规模的传播，导致许多不可控的环境因素对收入产生一定的影响。

第7章 结论与政策建议

人只有为自己同时代人的完善，为他们的幸福而工作，他才能达到自身的完善。
——卡尔·马克思

本书研究的理论思路为：基于经济学理论视角，运用中国综合社会调查数据，包括2015年的截面数据与2010~2015年的混合截面数据，从横向和纵向两个维度，对于我国职业女性健康及主观幸福感进行了理论与实证研究。该研究方法主要是排序 Logic 模型和 Probit 模型，以及面板回归模型，使用的软件主要为 Stata 16.0，本书首先对上述三个方面的实证研究进行拓展性分析。其次在此基础上提出相应的政策建议。最后基于经典的因果关系推断，结合我国国情，对中国职业女性的健康及主观幸福感提出相应的建议。

7.1 职业女性健康及主观幸福感的拓展性分析

我国职业女性的健康及主观幸福感问题是典型的人口健康经济学问题，对于该问题的分析和讨论，不能离开人口健康经济学的基本理论和方法。我国职业女性作为人口学中的特殊群体有其特殊性，分析职业女性需要结合其人口学特征进行相应的研究。女性的健康与主观幸福感是研究的一个热点，这是因为人口学中的性别差异是一直关心的主要命题之一。将非经济因素、健康和经济因素和收入作为主观幸福感研究的影响因素，已成为人口经济学的基本理论范式。基于人口健康经济学的基本理论，本书得出以下结论性认识：

提高职业女性的健康和主观幸福感，两者关系是非常紧密的。健康人口和健康人力资本是主观幸福感的前提，主观幸福感更多的是一种心理感受，这种心理感受的物质基础仍然是考虑的对象。没有物质基础，谈上层建筑犹如空中楼阁，这是马克思主义的基本理论和辩证法。本书研究主要集中于三个方面进行理论与实证的分析：第一部分基于早期环境与教育人力资本视角，从人口学出发，结合经济理论，提出教育人力资本的概念以及女性作为人力资本的重要组成部分需要早期的开发。虽然有基因的影响，但是社会经济因素及教育人力资本是形成我国职业女性健康及主观幸福感最重要的前提。这里将职业女性作为一个微观个体来对待，其早期的成长从出生到职业生涯的结束，贯穿于人口经济学的最基本理论体系。第二部分从工作和家庭冲突的视角分析我国职业女性健康及主观幸福感，更多的是从劳动经济学角度，将工作时间与健康及主观幸福感进行相关的研究。同时将家庭照料作为变量进行建模分析，家庭照料作为女性的职责是否也是影响其健康及主观幸福感的主要因素需要理论的说明和实证的检验。第三部分从收入不平等和机会不平等的视角分析了我国职业女性健康及主观幸福感。第四部分则是从生命历程的视角，从宏观层面分析不同出生队列的职业女性主观幸福感以及健康状况有何差异。

7.1.1　关于早期环境与教育人力资本的讨论

早期环境是否有利于职业女性的健康及主观幸福感？阶层固化是否会导致职业女性的主观幸福感下降？现在职业女性的健康是否具有代际传承性？本书通过研究发现，这需要根据情况进行具体分析。

同医疗投入一样，教育、环境、生活方式和遗传都构成了健康状况的决定因素。个人健康水平以及社会经济地位并不存在一定的关系，但理论上确实是显而易见的。相关关系虽然没有证据表明较低的社会经济地位会引起健康不良，其他的社会经济地位如健康环境，都有待实证数据的检验。当然社会经济地位仍然是衡量健康水平的最重要的指标之一。

依据《义务教育法》和高校扩招政策，通过断点回归方法的设计，从职业女性角度分析了教育作为人力资本对于健康及主观幸福感的影响。教育是否提高了职业女性教育回报率，需要通过实证研究提供证据。在此基础上，本书提出，提高女性受教育水平，主要是初中教育及大学教育对女性健康及主观幸福感的提高有显著的政策效应。虽然本书没有进行教育收益率的计算，但是通过前人的相关研究发现，每增加一年的教育，会为这些女性提高15%左右的收入回报，反映在健康水平和主观幸福感上的提升将更为明显。当然我们也看到，女性通过提高自身能力，求学成本增加，在前期的投入是非常惊人的，这有可能导致前期的主观幸福感下降。但是在中年之后，有可能会提高健康及主观幸福感。由于受时间限制，本书对相关研究并没有进行深入的研究，有待学者以后进一步拓展。

7.1.2　关于工作时间与家庭照料的讨论

健康经济学和卫生经济学是经济学的新兴学科。从健康经济学出发，本书认为我国职业女性工作时间过长，家庭生活压力较大。尤其是双职工家庭，如果不啃老或没有老人的代际支持将会对职业女性产生极大的健康损害，最终会影响其主观幸福感的提升。本书研究发现，工作时间应该限制在一定的范围。尤其是对于职业生涯初期的女性而言，因为她们需要面临生育、子女照料的相关投入，所以需要平衡好工作时间与家庭照料之间的关系，尽量减轻工作家庭冲突所带来的健康损耗。这需要从企业、政府和社会各个方面帮家庭减负。减少工作时间的同时也改善了职业女性的生活方式，增加了闲暇时间，能够使其有更多的时间投入体育锻炼和养生保健。对患病的职业女性，提供健康咨询和医疗保护。女性人力资源是我国经济发展的最重要的资源，很多职业女性由于无法平衡家庭与工作的矛盾而放弃了工作，对我国的经济发展显然是不利的。因此，需要出台相应的法律和政策对职业女性进行职业保护，为其健康保障和幸福感保驾护航。保障女性的受教育权利，在教育上机会公平，促进社会流动，以及通过接受教育提升自身技能技术以改变其生存状态，这些制度设计都有利于提升我国职业女性健康及主观幸福感。

7.1.3 关于机会不平等与收入不平等的讨论

我国改革开放以来存在收入差距过大的情况，出现了经济上的收入不平等。我国政府越来越重视收入分配问题，缩小城乡差距与公平效率并重。但是我们也要看到，确实存在一些对于不平等的认知偏差，只是由于我国对不平等的容忍度高于其他国家。本书认为，职业女性主观幸福感也受到不同地区的影响。东部、中部和西部的职业女性，其对收入公平的认知和感受是不一样的。相对于西部而言，东部属于发达地区，她们往往有更强烈的不公平感，对于通过权力而不是通过市场获取高收入感到不满。而这种收入不公平作为一种感知，对于主观幸福感和健康水平都会有一定的影响。不同收入水平和职业特征的职业女性对收入不平等的感知也不同。因此本书引入了一些调节变量，如职业类型、收入水平和地区差异。本书认为，收入不平等会负向影响健康和幸福感，但会受到收入水平地区差异和职业类型的调节影响。以知识劳动为主的职业类型，其影响健康及主观幸福感的程度要更高一些。收入水平过高，也不一定会影响到机会不平等对于主观幸福感的影响。同时上述两种关系也受到地区的差异的影响。通过上述的研究，本书认为应该通过合理化收入差距，在收入分配上进行税收调整，减少收入的不平等，以及进一步压缩收入不平等的性别差异，增加民生导向，以提高职业女性的幸福感。

7.1.4 关于时间队列和代际传承的讨论

哪一代职业女性最幸福？通过分析，本书对职业女性健康及主观幸福感进行了研究。研究发现不同年代的职业女性，其幸福感是不一样的。"80后"对于主观幸福感的认知较低，其主要原因在于她们处于中年，幸福感处于谷底；面临着福利分房的消失，不得不承受过高的房价。而"60后""70后"在职称晋升、职务晋升上都相比"80后"而言要快得多。

7.2 职业女性健康及主观幸福感的政策与建议

7.2.1 宏观政策

职业女性健康及主观幸福感的研究告诉我们，需要从四个方面入手解决现有女性健康及主观幸福感过低的问题。首先，要加强教育的公平。从教育人力资本的角度来看，这是经济学的首要问题。发展经济学认为，可获得能力是幸福的最重要的能力。而可获得能力可以为职业女性带来自由控制的能力。虽然我们不得不承认存在着早期环境的影响，不同职业女性早期环境影响是不一样的，所处的原生家庭也是不一样的，但是如果能够提升教育人力资本，有效地实现教育公平提升受教育者的技术、就业水平及创新创业的能力，将为她们实现健康及主观幸福感提供最为有效的保障。

其次，政府应制定有利于女性承担家庭工作职责的工作时间标准。由于工作作息不稳定，长期加班，导致职业女性过劳死和猝死事件频发。而且从整个生命周期来看，很多职业女性到了中年以后常常与医药为伴。这主要是由于我国职业女性往往接受了高等教育，身体损耗较大，加之所从事的工作压力超出了自身的负荷能力，加班加点、熬夜工作成为常事，极大地影响了其健康和主观幸福感。因此，我们应呼吁社会与家庭对女性进行关爱，提升其主观幸福感。

再次，机会不公平和收入不公平的情况告诉我们，必须有效提升公平感。一方面是结果的公平；另一方面是起点的公平，也就是机会公平。对性别歧视者进行法律制裁，克服社会已有的性别歧视现象以及对女性的能力歧视。

最后，从代际不公平之间寻找解决问题的方法。给予中年女性尤其是"70后""80后"女性更多的关爱，在政策上给予倾斜，主要是由于"70后""80后"承担了过多的社会责任，健康损耗较大，需要提升其主观幸福感。

7.2.2 个人选择

对女性而言，本书提出了针对微观个体的选择方案，生命对每个人只有一次，是快乐地度过这一生，还是悲惨地度过这一生？这既是一个宏观政策问题，也是一个个人选择问题。作为职业女性，背负着比以往女性更沉重的社会责任。一方面需要做好工作，另一方面需要照顾好家庭。同时，还要面临着与男性同等的职场竞争。基于此，本书提出了针对不同收入水平、不同地区和职业特征的职业女性的个人选择方案。但个人的选择往往与宏观经济政策产生了一定的背离，如低收入女性往往采用退出职场的方式。虽然对于个人而言是有利的，但是对于整个社会而言是一种损失。在政策配套还不是非常完善的情况下，我们也要承担责任。但是，我们更鼓励的是坚守支撑、承担责任与关爱生命。

7.3　主要结论

发展经济学的核心问题是收入分配问题，并以消除贫困为目的，消除贫困可以促进主观幸福感的提高。虽然在经济增长方面取得了巨大的成功，但是致力于收入分配平等的努力却任重道远。凯恩斯的收入分配决定论提出了效率优先的原则，他认为发展中国家不要急于缩小收入差距，而是要去追求所谓的马太效应，让富有者更富裕，让贫穷者更贫穷。高收入阶层，由于生活需要已经得到满足，他的收入将被储蓄下来，会转换为投资资本，推动经济发展，最终形成所谓的涓滴效应。即社会福利这块蛋糕做大以后，会通过一点汇集社会的各个阶层，最终平等也就自然实现了。但是这一过程在发展中国家并没有出现。收入处于底层40%以上的人口在就业平等和实际收入方面很少或根本没有好的改变，甚至有所下降。先增长后分配的战略并不能提高发展中国家的国际水平，反而使贫富差距更为悬殊，社会矛盾更为突出。因此，发展经济学家提出新的收入分配增长思路已成为一种共识。提升我国职业女性健康及主观幸福感，需要以发展经济学为指导，提倡社会公平和机会平等。构建公平的收入分配体系，首先就应该消除阻碍女性发展的机会不平等，只有这样才能实现我国职业女性的健康及主观幸福感。

为职业女性提供公平的、多元化的教育机会，改变由于环境因素影响教育机会而导致的机会不平等，减少生命早期阶段的教育机会的差异，尤其是在初中和小学阶段。对于低收入家庭进行扩大教育集团化，实现教育均衡。在就业方面为改善劳动力的性别歧视创造机会公平的条件，鼓励劳动力自由流动，提高市场效率，加强就业培训，提高女性就业消除性别歧视，减少由于性别所导致的机会不平等。

通过税收调控促进机会与公平的实现，缓解"拼爹"的不利影响，提升阶层之间的流动性，为职业女性健康及主观幸福感提供支持。

7.4　研究局限

本书研究存在以下几个局限。第一个局限是由于受到经费和疫情的影响，无法进行一手的实证调查，而是采用中国综合调查数据库，虽然中国综合调查数据库是公认的研究相关幸福感和健康问题的数据库，但是其最新数据仍是 2015 年的数据，对研究结果会不可避免地造成一些影响。因此，今后的研究将会进行实证调研，进行现场的问卷和访谈。

第二个局限在于本书只是从经济学视角对我国职业女性健康及主观幸福感的影响因素进行研究。而该问题是一个跨学科问题，受制于笔者的学科背景，难以从社会学、心理学和管理学等方面进行综合研究，有待于今后学者进行相应的理论分析和探讨。

我国职业女性的健康及主观幸福感问题缺乏比较系统和公认的理论框架。本书从经济学和企业社会责任角度进行探讨，尤其是基于发展经济学和健康经济学，以及人口经济学的理论基础的一次尝试和思想实验，这些观念都有待今后学者的研究和深化。

参考文献

［1］Anderson M. L. , Dobkin C. , Gorry D. The Effect of Influenza Vaccination for the Elderly on Hospitalization and Mortality an Observational Study with a Regression Discontinuity Design ［J］. Annals of Internal Medicine, 2020 (172): 445.

［2］Ann T. Assessing the Effects of Reemployment Bonuses on Job Search: A Regression Discontinuity Approach ［J］. Journal of Public Economics, 2018 (165): 82 – 100.

［3］Arai Y. , Ichimura H. Simultaneous Selection of Optimal Bandwidths for the Sharp Regression Discontinuity Estimator ［J］. Quantitative Economics, 2018 (9): 441 – 482.

［4］Artes J. , Jurado I. Government Fragmentation and Fiscal Deficits: A Regression Discontinuity Approach ［J］. Public Choice, 2018 (175): 367 – 391.

［5］Basta N. E. , Halloran M. E. Evaluating the Effectiveness of Vaccines Using a Regression Discontinuity Design ［J］. American Journal of Epidemiology, 2019 (188): 987 – 990.

［6］Bergman P. , Hill M. J. The Effects of Making Performance Information Public: Regression Discontinuity Evidence from Los Angeles Teachers ［J］. Economics of Education Review, 2018 (66): 104 – 113.

［7］Bergolo M. , Galvan E. Intra – Household Behavioral Responses to Cash Transfer Programs: Evidence from a Regression Discontinuity Design ［J］. World Development, 2018 (103): 100 – 118.

［8］Bernnan A. T. , Bor J. , Davies M. A. , et al. Medication Side Effects and Retention in HIV Treatment: A Regression Discontinuity Study of Tenofovir Implementation in South Africa and Zambia ［J］. American Journal of Epidemiology, 2018 (187): 1990 – 2001.

［9］Bosch M. , Schady N. The Effect of Welfare Payments on Work: Regression Discontinuity Evidence from Ecuador ［J］. Journal of Development Economics, 2019 (139): 17 – 27.

［10］Bradley D. T. , Allen S. E. , Quinn H. , et al. Social Norm Feedback Reduces Primary Care Antibiotic Prescribing in a Regression Discontinuity Study ［J］. Journal of Antimicrobial Chemotherapy, 2019 （74）: 2797 – 2802.

［11］Branson Z. , Rischard M. , Bornn L. , et al. A Nonparametric Bayesian Methodology for Regression Eiscontinuity Designs ［J］. Journal of Statistical Planning and Inference, 2019 （202）: 14 – 30.

［12］Bruhn M. , Mckenzie D. Can Grants to Consortia Spur Innovation and Science – Industry Collaboration? Regression – Discontinuity Evidence from Poland ［J］. World Bank Economic Review, 2019 （33）: 690 – 716.

［13］Calonico S. , Cattaneo M. D. , Farrell M. H. , et al. Regression Discontinuity Designs Using Covariates ［J］. Review of Economics and Statistics, 2019 （101）: 442 – 451.

［14］Calvo E. , Cui R. M. , Serpa J. C. Oversight and Efficiency in Public Projects: A Regression Discontinuity Analysis ［J］. Management Science, 2019 （65）: 5651 – 5675.

［15］Camargo B. , Camelo R. , Firpo S. , et al. Information, Market Incentives, and Student Performance Evidence from a Regression Discontinuity Design in Brazil ［J］. Journal of Human Resources, 2018 （53）: 414 – 444.

［16］Canay I. A. , Kama V. Approximate Permutation Tests and Induced Order Statistics in the Regression Discontinuity Design ［J］. Review of Economic Studies, 2018 （85）: 1577 – 1608.

［17］Cattaneo M. D. , Titiunik R. , Vazquez – Bare G. Power Calculations for Regression – Discontinuity Designs ［J］. Stata Journal, 2019 （19）: 210 – 245.

［18］Chamon M. , Firpo S. , De Mello J. M. P. , et al. Electoral Rules, Political Competition and Fiscal Expenditures: Regression Discontinuity Evidence from Brazilian Municipalities ［J］. Journal of Development Studies, 2019 （55）: 19 – 38.

［19］Chaplin D. D. , Cook T. D. , Zurovac J. , et al. The Internal and External Validity of the Regression Discontinuity Design: A Meta – Analysis of 15 Within – Study Comparisons ［J］. Journal of Policy Analysis and Management, 2018 （37）: 403.

［20］Chatterjee S. Do Private Tutors Enhance English Language Ability? Regression Disscontinuity Evidence form a Policy Experiment in India ［J］. Bulletin of Economic Research, 2018 （70）: 139 – 149.

［21］Chemmanur T. J. , Tian X. Do Antitakeover Provisions Spur Corporate Innovation? A Regression Discontinuity Analysis ［J］. Journal of Financial and Quantitative Analysis, 2018 (53): 1163 –1194.

[22] Chen C. L. , Lan S. J. , Liu Q. Air Pollution and Football Players' Performance: An Empirical Test with Regression Discontinuity Designs [J]. Journal of Sports Medicine and Physical Fitness, 2019 (59): 1430 –1434.

[23] Chen H. , Li Q. S. , Kaufman J. S. , et al. Effect of Air Quality Alerts on Human Health: A Regression Discontinuity Analysis in Toronto, Canada [J]. Lancet Planetary Health, 2018 (2): 19 –26.

[24] Chen S. M. , Geldsetzer P. , Barnighausen T. The Causal Effect of Retirement on Stress in Older Adults in China: A Regression Discontinuity Study [J]. Population Health, 2020 (10).

[25] Chen S. , Sudharsanan N. , Huang F. , et al. Impact of Community Based Screening for Hypertension on Blood Pressure after Two Years: Regression Discontinuity Analysis in a National Cohort of Older Adults in China [J]. British Medical Journal, 2019 (366).

[26] Chen Y. , Shi S. B. , Tangyugang. Valuing the Urban Hukou in China: Evidence from a Regression Discontinuity Design for Housing Prices [J]. Journal of Development Economics, 2019 (141).

[27] Chiang H. D. , Hsu Y. C. , Sasaki Y. Robust Uniform Inference for Quantile Treatment Effects in Regression Discontinuity Designs [J]. Journal of Econometrics, 2019 (211): 589 –618.

[28] Choi J. Y. , Lee M. J. Regression Discontinuity with Multiple Running Variables Allowing Partial Effects [J]. Political Analysis, 2018 (26): 258 –274.

[29] Choi J. Y. , Lee M. J. Relaxing Conditions for Local Average Treatment Effect in Fuzzy Regression Discontinuity [J]. Economics Letters, 2018 (173): 47 –50.

[30] Choi J. Y. , Lee M. J. Minimum Distance Estimator for Sharp Regression Discontinuity with Multiple Running Variables [J]. Economics Letters, 2018 (162): 10 –14.

[31] Christelis D. , Georgarakos D. , Sanz – De – Galdeano A. The Impact of Health Insurance on Stockholding: A Regression Discontinuity Approach [J]. Journal of Health Economics, 2020 (69).

[32] Cook W. The Effect of Personalised Weight Feedback on Weight Loss and Health Behaviours: Evidence from a Regression Discontinuity Design [J]. Health Economics, 2019 (28): 161 –172.

[33] Coyne M. D. , Olaham A. , Dougherty S. M. , et al. Evaluating the Effects

of Supplemental Reading Intervention Within an MTSS or RTI Reading Reform Initiative Using a Regression Discontinuity Design [J]. Exceptional Children, 2018 (84): 350 - 367.

[34] Dang T. Do the More Educated Utilize More Health Care Services? Evidence from Vietnam Using a Regression Discontinuity Design [J]. International Journal of Health Economics and Management, 2018 (18): 277 - 299.

[35] Dicks A., Lancee B. Double Disadvantage in School? Children of Immigrants and the Relative Age Effect: A Regression Discontinuity Design Based on the Month of Birth [J]. European Sociological Review, 2018 (34): 319 - 333.

[36] Dicks A., Lancee B. Double Disadvantage in School? Children of Immigrants and the Relative Age Effect: A Regression Discontinuity Design Based on the Month of Birth [J]. European Sociological Review, 2018 (34): 319 - 333.

[37] Dieterle S., Bartalotti O., Brummet Q. Revisiting the Effects of Unemployment Insurance Extensions on Unemployment: A Measurement - Error - Corrected Regression Discontinuity Approach [J]. American Economic Journal - Economic Policy, 2020 (12): 84 - 114.

[38] Dong D. X., Xu X. W., Wong Y. F. Estimating the Impact of Air Pollution on Inbound Tourism in China: An Analysis Based on Regression Discontinuity Design [J]. Sustainability, 2019 (11).

[39] Dong Y. Y. Alternative Assumptions to Identify LATE in Fuzzy Regression Discontinuity Designs [J]. Oxford Bulletin of Economics and Statistics, 2018 (80): 1020 - 1027.

[40] Dong Y. Y. Regression Discontinuity Designs with Sample Selection [J]. Journal of Business & Economic Statistics, 2019 (37): 171 - 186.

[41] Doss C. How Much Regulation? A Fuzzy Regression Discontinuity Analysis of Student Literacy Skills in Prekindergarten VS. Transitional Kindergarten [J]. Education Finance and Policy, 2019 (14): 178 - 209.

[42] Dragoset L., Thomas J., Herrmann M., et al. The Impact of School Improvement Grants on Student Outcomes: Findings from a National Evaluation Using a Regression Discontinuity Design [J]. Journal of Research on Educational Effectiveness, 2019 (12): 215 - 250.

[43] Dykstra S., Glassman A., Kenny C., et al. Regression Discontinuity Analysis of Gavi's Impact on Vaccination Rates [J]. Journal of Development Economics, 2019 (140): 12 - 25.

[44] Dyson H., Solity J., Best W., et al. Effectiveness of a Small – Group Vocabulary Intervention Programme: Evidence from a Regression Discontinuity Design [J]. International Journal of Language & Communication Disorders, 2018 (53): 947 –958.

[45] Eggers A. C., Freier R., Grembi V., et al. Regression Discontinuity Designs Based on Population Thresholds: Pitfalls and Solutions [J]. American Journal of Political Science, 2018 (62): 210 –229.

[46] Fan E., Meng X., Wei Z. C., et al. Rates of Return to Four – Year University Education: An Application of Regression Discontinuity Design [J]. Scandinavian Journal of Economics, 2018 (120): 1011 –1042.

[47] Fang Z., Chen C. B., Wang H. Y., et al. Association between Fetal Exposure to Famine and Anthropometric Measures in Adulthood: A Regression Discontinuity Approach [J]. Obesity, 2020 (28): 962 –969.

[48] Figlio D., Holden K. L., Ozek U. Do Students Benefit from Longer School Days? Regression Discontinuity Evidence from Florida's Additional Hour of Literacy Instruction [J]. Economics of Education Review, 2018 (67): 171 –183.

[49] Fletcher J. M. Estimating Causal Effects of Alcohol Access and Use on a Broad Set of Risky Behaviors: Regression Discontinuity Evidence [J]. Contemporary Economic Policy, 2019 (37): 427 –448.

[50] Fredslund E. K., Leppin A. Can the Easter Break Induce a Long – Term Break of Exercise Routines? An Analysis of Danish Gym Data Using a Regression Discontinuity Design [J]. BMJ Open, 2019 (9).

[51] Frolich M., Huber M. Including Covariates in the Regression Discontinuity Design [J]. Journal of Business & Economic Statistics, 2019 (37): 736 –748.

[52] Fujita L. Y., Choi S. Y. Customizing Physiologic Alarms in the Emergency Department: A Regression Discontinuity, Quality Improvement Study [J]. Journal of Emergency Nursing, 2020 (46): 188.

[53] Gelman A., Imbens G. Why High – Order Polynomials Should Not Be Used in Regression Discontinuity Designs [J]. Journal of Business & Economic Statistics, 2019 (37): 447 –456.

[54] Geneletti S., Ricciardi F., O'Keeffe A. G., et al. Bayesian Modelling for Binary Outcomes in the Regression Discontinuity Design [J]. Journal of the Royal Statistical Society Series Statistics in Society, 2019 (182): 983 –1002.

[55] Gleason P., Resch A., Berk J. RD or Not RD: Using Experimental Studies to Assess the Performance of the Regression Discontinuity Approach [J]. Evaluation

Review, 2018 (42): 3 – 33.

[56] Hausman C. , Rapson D. S. Regression Discontinuity in Time: Considerations for Empirical Applications [C] //G. C. Rausser, D. Zilberman [J]. Annual Review of Resource Economics, 2018 (10): 533 – 552.

[57] Hawley S. , Ali M. S. , Edwards C. J. , et al. Impact of Rheumatoid Arthritis Patient Eligibility for Tumour Necrosis Factor Therapy (As per Nice Guidance Concerning Disease Activity) on Need for Joint Replacement: A Regression Discontinuity Study [J]. Pharmacoe – pidemiology and Drug Safety, 2018 (27): 49 – 50.

[58] He X. China's Electrification and Rural Labor: Analysis with Fuzzy Regression Discontinuity [J]. Energy Economics, 2019 (81): 650 – 660.

[59] Heissel J. A. , Ladd H. F. School Turnaround in North Carolina: A Regression Discontinuity Analysis [J]. Economics of Education Review, 2018 (62): 302 – 320.

[60] Higgerson J. , Halliday E. , Ortiz – Nunez A. , et al. The Impact of Free Access to Swimming Pools on Children's Participation in Swimming. A Comparative Regression Discontinuity Study [J]. Journal of Public Health, 2019 (41): 214 – 221.

[61] Hsu Y. C. , Shen S. Testing Treatment Effect Heterogeneity in Regression Discontinuity Designs [J]. Journal of Econometrics, 2019 (208): 468 – 486.

[62] Hyytinen A. , Merilainen J. , Saarimaa T. , et al. When does Regression Discontinuity Design Work? Evidence from Random Election Outcomes [J]. Quantitative Economics, 2018 (9): 1019 – 1051.

[63] Imbens G. , Wager S. Optimized Regression Discontinuity Designs [J]. Review of Economics and Statistics, 2019 (101): 264 – 278.

[64] Jankowski M. , Marcinkiewicz K. , Gwiazda A. The Effect of Electing Women on Future Female Candidate Selection Patterns: Findings from a Regression Discontinuity Design [J]. Politics & Gender, 2019 (15): 182 – 210.

[65] Jepsen C. , Mueser P. , Troske K. Second Chance for High School Dropouts? A Regression Discontinuity Analysis of Postsecondary Educational Returns to the GED [J]. Journal of Labor Economics, 2017 (35): 273 – 304.

[66] Jitendra A. K. , Harwell M. R. , Im S. H. , et al. Using Regression Discontinuity to Estimate the Effects of a Tier – 1 Research – Based Mathematics Program in Seventh Grade [J]. Exceptional Children, 2018 (85): 46 – 65.

[67] Johnes G. , Tsionas M. G. A Regression Discontinuity Stochastic Frontier Model with an Application to Educational Attainment [J]. Stat, 2019 (8).

［68］Jones E. , Larsen R. , Sudweeks R. R. , et al. Evaluating Paraeducator - led Reading Interventions in Elementary School: A Multi - Cutoff Regression - Discontinuity Analysis ［J］. Journal of Research on Educational Effectiveness, 2018 (11): 507 - 534.

［69］Kamat V. On Nonparametric Inference in the Regression Discontinuity Design ［J］. Econometric Theory, 2018 (34): 694 - 703.

［70］Karamon K. , Mcmanus D. , Zhu J. Refinance and Mortgage Default: A Regression Discontinuity Analysis of HARP's Impact on Default Rates ［J］. Journal of Real Estate Finance and Economics, 2017 (55): 457 - 475.

［71］Katare B. , Chen Q. H. , Wetzstein M. Exam Credits and Exam Performance in University Economics Courses - Evidence from a Regression Discontinuity Experiment ［J］. Applied Economics Letters, 2020 (27): 685 - 689.

［72］Kawaguchi D. , Naito H. , Yokoyama I. Assessing the Effects of Reducing Standard Hours: Regression Discontinuity Evidence from Japan ［J］. Journal of the Japanese and International Economies, 2017 (43): 59 - 76.

［73］Keefer Q. A. W. Rank - Based Groupings and Decision Making: A Regression Discontinuity Analysis of the NFL Draft Rounds and Rookie Compensation ［J］. Journal of Sports Economics, 2016 (17): 748 - 762.

［74］Keefer Q. , Rustamov G. Limited Attention in Residential Energy Markets: A Regression Discontinuity Approach ［J］. Empirical Economics, 2018 (55): 993 - 1017.

［75］Kettlewell N. , Stavrunova O. , Yerokhin O. Premium Subsidies and Demand for Private Health Insurance: Results from a Regression Discontinuity Design ［J］. Applied Economics Letters, 2018 (25): 96 - 101.

［76］Khera R. , Wang Y. F. , Nasir K. , et al. Are US Hospitals Gaming the Hospital Readmissions Reduction Program? An Evaluation of 30 - Day Readmissions and Mortality for Target Cardiovascular Conditions Using a Regression - Discontinuity Framework ［J］. Journal of the American College of Cardiology, 2019 (73): 3079.

［77］Khera R. , Wang Y. F. , Nasir K. , et al. Evaluation of 30 - Day Hospital Readmission and Mortality Rates Using Regression - Discontinuity Framework ［J］. Journal of the American College of Cardiology, 2019 (74): 219 - 234.

［78］Kim H. S. Failed Policy? The Effects of Kenya's Education Reform: Use of Natural Experiment and Regression Discontinuity Design ［J］. Social Science Quarterly, 2020 (101): 406 - 419.

［79］Kim S. E. , Urpelainen J. The Polarization of American Environmental Policy: A Regression Discontinuity Analysis of Senate and House Votes, 1971 – 2013 [J]. Review of Policy Research, 2017 (34): 456 – 484.

[80] Kisbu – Sakarya Y., Cook T. D., Tang Y., et al. Comparative Regression Discontinuity: A Stress Test with Small Samples [J]. Evaluation Review, 2018 (42): 111 – 143.

[81] Koch S. F., Racine J. S. Healthcare Facility Choice and User Fee Abolition: Regression Discontinuity in a Multinomial Choice Setting [J]. Journal of the Royal Statistical Society Series A – Statistics in Society, 2016 (179): 927 – 950.

[82] Kolesar M., Rothe C. Inference in Regression Discontinuity Designs with a Discrete Running Variable [J]. American Economic Review, 2018 (108): 2277 – 2304.

[83] Komada O., Strzelecki P., Tyrowicz J. A Regression Discontinuity Evaluation of Reducing Early Retirement Eligibility in Poland [J]. International Journal of Manpower, 2019 (40): 286 – 303.

[84] Kunst S., Kuhn T., Van De Werfhorst H. G. Does Education Decrease Euroscepticism? A Regression Discontinuity Design Using Compulsory Schooling Reforms in Four European Countries [J]. European Union Politics, 2020 (21): 24 – 42.

[85] Lavecchia A. M. Do "Catch – Up Limits" Raise Retirement Saving? Evidence from a Regression Discontinuity Design [J]. National Tax Journal, 2018 (71): 121 – 154.

[86] Levasseur P. Implementing a Regression Discontinuity Design to Explore the Heterogeneous Effects of Obesity on Labour Income: The Case of Mexico [J]. Journal of Public Health – Heidelberg, 2019 (27): 89 – 101.

[87] Li H., Li J. Y., Lu Y., et al. Housing Wealth and Labor Supply: Evidence from a Regression Discontinuity Design [J]. Journal of Public Economics, 2020 (183).

[88] Liu X. Y., Zeng J. N., Zhou Q. Y. The Chosen Fortunate in the Urbanization Process in China? Evidence from a Geographic Regression Discontinuity Study [J]. Review of Development Economics, 2019 (23): 1768 – 1787.

[89] Lloyd T., Steventon A. Effect of Named, Accountable GPS on Continuity of Care: Protocol for a Regression Discontinuity Study of a National Policy Change [J]. International Journal of Integrated Care, 2016 (16).

[90] Louie J., Rhoads C., Mark J. Challenges to Using the Regression Discontinuity Design in Educational Evaluations: Lessons from the Transition to Algebra Study [J]. American Journal of Evaluation, 2016 (37): 381 – 407.

［91］Lovenheim M. Regression Discontinuity Designs: Theory and Applications ［J］. Journal of Economic Literature, 2018 (56): 1158 – 1161.

［92］Lu B. W. How Can We Evaluate the Effectiveness of Grammar Schools in England? A Regression Discontinuity Approach ［J］. British Educational Research Journal, 2020 (46): 339 – 363.

［93］Lv X. F., Sun X. R., Lu Y., et al. Nonparametric Identification and Estimation of Dynamic Treatment Effects for Survival Data in a Regression Discontinuity Design ［J］. Economics Letters, 2019 (184).

［94］Maas I. L., Nolte S., Walter O. B., et al. The Regression Discontinuity Design Showed to be a Valid Alternative to a Randomized Controlled Trial for Estimating Treatment Effects ［J］. Journal of Clinical Epidemiology, 2017 (82): 94 – 102.

［95］Maas I., Nolte S., Walter O., et al. A Comparison of Estimation Methods of Treatment Effects: The Regression Discontinuity Design Shows to be a Valid Alternative for a Randomized Controlled Trial ［J］. Quality of Life Research, 2016 (25): 100.

［96］Macdonald J. M., Klick J., Grunwald B. The Effect of Private Police on Crime: Evidence from a Geographic Regression Discontinuity Design ［J］. Journal of the Royal Statistical Society Series A – Statistics in Society, 2016 (179): 831 – 846.

［97］Mahlich J., Sruamsiri R. Co – Insurance and Health Care Utilization in Japanese Patients with Rheumatoid Arthritis: A Discontinuity Regression Approach ［J］. International Journal for Equity in Health, 2019 (18).

［98］Mehta N. An Economic Approach to Generalizing Findings from Regression – Discontinuity Designs ［J］. Journal of Human Resources, 2019 (54): 953 – 985.

［99］Melguizo T., Bos J. M., Ngo F., et al. D Using a Regression Discontinuity Design to Estimate the Impact of Placement Decisions in Developmental Math ［J］. Research in Higher Education, 2016 (57): 123 – 151.

［100］Melguizo T., Sanchez F., Velasco T. Credit for Low – Income Students and Access to and Academic Performance in Higher Education in Colombia: A Regression Discontinuity Approach ［J］. World Development, 2016 (80): 61 – 77.

［101］Mitchell O., Cochran J. C., Mears D. P., et al. Examining Prison Effects on Recidivism: A Regression Discontinuity Approach ［J］. Justice Quarterly, 2017 (34): 571 – 596.

［102］Mitchell O., Cochran J. C., Mears D. P., et al. Examining Prison Effects on Recidivism: A Regression Discontinuity Approach ［J］. Justice Quarterly,

2017 （34）．

［103］Mitchell O. , Cochran J. C. , Mears D. P. , et al. The Effectiveness of Prison for Reducing Drug Offender Recidivism: A Regression Discontinuity Analysis ［J］. Journal of Experimental Criminology, 2017 （13）: 1 – 27.

［104］Mody A. , Sikazwe I. , Czaicki N. L. , et al. Estimating the Real – World Effects of Expanding Antiretroviral Treatment Eligibility: Evidence from a Regression Discontinuity Analysis in Zambia ［J］. Plos Medicine, 2018 （15）．

［105］Morell M. , Yang J. S. , Liu Y. Latent Variable Regression Discontinuity Design with Cluster Level Treatment Assignment ［J］. Multivariate Behavioral Research, 2020 （55）: 146.

［106］Mori Y. , Sakamoto N. Economic Consequences of Employment Quota System for Disabled People: Evidence from a Regression Discontinuity Design in Japan ［J］. Journal of the Japanese and International Economies, 2018 （48）: 1 – 14.

［107］Muller T. , Shaikh M. Your Retirement and My Health Behavior: Evidence on Retirement Externalities from a Fuzzy Regression Discontinuity Design ［J］. Journal of Health Economics, 2018 （57）: 45 – 59.

［108］Ndlovu P. , Mohapatra S. , Luckert M. Income Effects on Intra – Household Time Allocation: Regression Discontinuity Evidence ［J］. Journal of International Development, 2018 （30）: 713 – 719.

［109］Ngo F. , Kosiewicz H. How Extending Time in Developmental Math Impacts Student Persistence and Success: Evidence from a Regression Discontinuity in Community Colleges ［J］. Review of Higher Education, 2017 （40）: 267 – 306.

［110］Oldenburg C. E. , Prajna N. V. , Krishnan T. , et al. Regression Discontinuity and Randomized Controlled Trial Estimates: An Application to the Mycotic Ulcer Treatment Trials ［J］. Ophthalmic Epidemiology, 2018 （25）: 315 – 322.

［111］Onder Y. K. , Shamsuddin M. Heterogeneous Treatment under Regression Discontinuity Design: Application to Female High School Enrolment ［J］. Oxford Bulletin of Economics and Statistics, 2019 （81）: 744 – 767.

［112］Ost B. , Pan W. X. , Webber D. The Returns to College Persistence for Marginal Students: Regression Discontinuity Evidence from University Dismissal Policies ［J］. Journal of Labor Economics, 2018 （36）: 779 – 805.

［113］Ozier O. The Impact of Secondary Schooling in Kenya a Regression Discontinuity Analysis ［J］. Journal of Human Resources, 2018 （53）: 157 – 188.

［114］Ozmen M. U. Short – term Impact of a Foreign Player Quota Liberalisation

Policy on Domestic Player Performance: Evidence from a Regression Discontinuity Design [J]. International Journal of Sport Policy and Politics, 2019 (11): 39 – 55.

[115] Peng D. M. , Qu Q. Y. , Mcdonald N. , et al. Impact of the 18th Birthday on Waitlist Outcomes among Young Adults Listed for Heart Transplant: A Regression Discontinuity Dnalysis [J]. Journal of Heart and Lung Transplantation, 2017 (36): 1185 – 1191.

[116] Perraillon M. C. , Hamer M. K. , Welton J. M. , et al. Regression Discontinuity Designs [J]. Nursing Economics, 2020 (38): 98 – 102.

[117] Perry T. Inter – Method Reliability of School Effectiveness Measures: A Comparison of Value – Added and Regression Discontinuity Estimates [J]. School Effectiveness and School Improvement, 2017 (28): 22 – 38.

[118] Petersen I. , Ricciardi F. , Nazareth I. , et al. The Regression Discontinuity Design in Epidemiology [J]. Pharmacoepidemiology and Drug Safety, 2016 (25): 135 – 136.

[119] Picchio M. , Staffolani S. Does Apprenticeship Improve Job Opportunities? A Regression Discontinuity Approach [J]. Empirical Economics, 2019 (56): 23 – 60.

[120] Porter K. E. , Reardon S. F. , Unlu F. , et al. Estimating Causal Effects of Education Interventions Using a Two – Rating Regression Discontinuity Design: Lessons from a Simulation Study and an Application [J]. Journal of Research on Educational Effectiveness, 2017 (10): 138 – 167.

[121] Puhani P. A. , Tabbert F. The Effects of Pension Changes on Age of First Benefit Receipt: Regression Discontinuity Evidence from Repatriated Ethnic Germans [J]. Labour Economics, 2016 (38): 12 – 23.

[122] Qin X. Z. , Zhuang C. C. , Yang R. D. Does the One – Child Policy Improve Children's Human Capital in Urban China? A Regression Discontinuity Design [J]. Journal of Comparative Economics, 2017 (45): 287 – 303.

[123] Qiu Y. , Shen T. Organized Labor and Loan Pricing: A Regression Discontinuity Design Analysis [J]. Journal of Corporate Finance, 2017 (43): 407 – 428.

[124] Qu Z. J. , Yoon J. Uniform Inference on Quantile Effects under Sharp Regression Discontinuity Designs [J]. Journal of Business & Economic Statistics, 2019 (37): 625 – 647.

[125] Ratajczak M. , Gold N. , Hailstone S. , et al. The Effectiveness of Repeating a Social Norm Feedback Intervention to High Prescribers of Antibiotics in General Practice: A National Regression Discontinuity Design [J]. Journal of Antimicrobial

Chemotherapy, 2019 (74): 3603 - 3610.

[126] Rhoads C. H. , Dye C. Optimal Design for Two - Level Random Assignment and Regression Discontinuity Studies [J]. Journal of Experimental Education, 2016 (84): 421 - 448.

[127] Rhodes W. , Gaes G. G. , Kling R. , et al. Relationship Between Prison Length of Stay and Recidivism: A Study Using Regression Discontinuity and Instrumental Variables with Multiple Break Points [J]. Criminology & Public Policy, 2018 (17): 731 - 769.

[128] Roh J. The Incumbency Disadvantage in South Korean National Assembly Elections: Evidence from a Regression Discontinuity Approach [J]. Electoral Studies, 2017 (46): 112 - 122.

[129] Sales A. C. , Hansen B. B. Limitless Regression Discontinuity [J]. Journal of Educational and Behavioral Statistics, 2020 (45): 143 - 174.

[130] Saw G. , Schneider B. , Frank K. , et al. The Impact of Being Labeled as a Persistently Lowest Achieving School: Regression Discontinuity Evidence on Consequential School Labeling [J]. American Journal of Education, 2017 (123): 585 - 613.

[131] Schonberger R. B. , Dutton R. P. , Dai F. Is There Evidence for Systematic Upcoding of ASA Physical Status Coincident with Payer Incentives? A Regression Discontinuity Analysis of the National Anesthesia Clinical Outcomes Registry [J]. Anesthesia and Analgesia, 2016 (122): 243 - 250.

[132] Schwerdt G. , West M. R. , Winters M. A. The Effects of Test - Based Retention on Student Outcomes over Time: Regression Discontinuity Evidence from Florida [J]. Journal of Public Economics, 2017 (152): 154 - 169.

[133] Shen S. , Zhang X. H. Distributional Tests for Regression Discontinuity: Theory and Empirical Examples [J]. Review of Economics and Statistics, 2016 (98): 685 - 700.

[134] Smith L. M. , Levesque L. E. , Kaufman J. S. , et al. Strategies for Evaluating the Assumptions of the Regression Discontinuity Design: A Case Study Using a Human Papillomavirus Vaccination Programme [J]. International Journal of Epidemiology, 2017 (46): 939 - 949.

[135] Song B. K. Estimating Incumbency Effects Using Regression Discontinuity Design [J]. Research & Politics, 2018 (5) .

[136] Song B. K. Estimating Incumbency Effects Using Regression Discontinuity Design [J]. Research & Politics, 2019 (6) .

[137] Stancanelli E. Couples' Retirement under Individual Pension Design: A Regression Discontinuity Study for France [J]. Labour Economics, 2017 (49): 14 –26.

[138] Stanley J. C. Labor Market Impacts from Ozone Nonattainment Status: A Regression Discontinuity Analysis [J]. Environmental Economics and Policy Studies, 2018 (20): 527 –546.

[139] Steenbergen Hu S., Olszewski Kubilius P. Gifted Identification and the Role of Gifted Education: A Commentary on "Evaluating the Gifted Program of an Urban School District Using a Modified Regression Discontinuity Design" [J]. Journal of Advanced Academics, 2016 (27): 99 –108.

[140] Stevens K. Regression Discontinuity Designs: An Introduction [J]. Australian Economic Review, 2016 (49): 224 –233.

[141] Tahamont S. The Effect of Facility Security Classification on Serious Rules Violation Reports in California Prisons: A Regression Discontinuity Design [J]. Journal of Quantitative Criminology, 2019 (35): 767 –796.

[142] Tang X., Liu Z. W., Yi H. T. Mandatory Targets and Environmental Performance: An Analysis Based on Regression Discontinuity Design [J]. Sustainability, 2016 (8).

[143] Tang Y., Cook T. D. Statistical Power for the Comparative Regression Discontinuity Design with a Pretest No – Treatment Control Function: Theory and Evidence from the National Head Start Impact Study [J]. Evaluation Review, 2018 (42): 71 –110.

[144] Tang Y., Cook T. D., Kisbu – Sakarya Y. Statistical Power for the Comparative Regression Discontinuity Design with a Nonequivalent Comparison Group [J]. Psychological Methods, 2018 (23): 150 –168.

[145] Thoemmes F., Liao W., Jin Z. The Analysis of the Regression – Discontinuity Design in R [J]. Journal of Educational and Behavioral Statistics, 2017 (42): 341 –360.

[146] Thomas J. M. Early Truancy Evaluation: Replication of an Evaluation Using a Regression Discontinuity Design [J]. Children and Youth Services Review, 2017 (78): 150 –160.

[147] Turyna M. K., Pitlik H. Do Equalization Payments Affect Subnational Borrowing? Evidence from Regression Discontinuity [J]. European Journal of Political Economy, 2018 (53): 84 –108.

[148] Tymejczyk O., Brazier E., Yiannoutsos C. T., et al. Changes in Rapid

HIV Treatment Initiation after National "treat all" Policy Adoption in 6 Sub – Saharan African Countries: Regression Discontinuity Analysis [J]. Plos Medicine, 2019 (16) .

[149] Valentine J. C. , Konstantopoulos S. , Goldrick – Rab S. What Happens to Students Placed into Developmental Education? A Meta – Analysis of Regression Discontinuity Studies [J]. Review of Educational Research, 2017 (87): 806 – 833.

[150] Van Leeuwen N. , Lingsma H. F. , De Craen A. J. M. , et al. Regression Discontinuity Design Simulation and Application in Two Cardiovascular Trials with Continuous Outcomes [J]. Epidemiology, 2016 (27): 503 – 511.

[151] Van Leeuwen N. , Lingsma H. F. , Mooijaart S. P. , et al. Regression Discontinuity Was a Valid Design for Dichotomous Outcomes in Three Randomized Trials [J]. Journal of Clinical Epidemiology, 2018 (98): 70 – 79.

[152] Venkataramani A. S. , Bor J. , Jena A. B. Regression Discontinuity Designs in Healthcare Research [J]. Bmj – British Medical Journal, 2016 (352) .

[153] Walkey A. J. , Bor J. , Cordella N. J. Novel Tools for a Learning Health System: A Combined Difference – In – Difference/Regression Discontinuity Approach to Evaluate Effectiveness of a Readmission Reduction Initiative [J]. Bmj Quality & Safety, 2020 (29): 161 – 167.

[154] Walkey A. J. , Drainoni M. L. , Cordella N. , et al. Advancing Quality Improvement with Regression Discontinuity Designs [J]. Annals of the American Thoracic Society, 2018 (15): 523 – 529.

[155] Wang W. C. , Li F. , Yi Z. L. Scores Vs. Stars: A Regression Discontinuity Study of Online Consumer Reviews [J]. Information & Management, 2019 (56): 418 – 428.

[156] Wing C. , Bello – Gomez R. A. Regression Discontinuity and Beyond: Options for Studying External Validity in an Internally Valid Design [J]. American Journal of Evaluation, 2018 (39): 91 – 108.

[157] Wu J. , Wei X. D. , Zhang H. L. , et al. Elite Schools, Magnet Classes, and Academic Performances: Regression – Discontinuity Evidence from China [J]. China Economic Review, 2019 (55): 143 – 167.

[158] Wuepper D. , Wimmer S. , Sauer J. Is Small Family Farming More Environmentally Sustainable? Evidence from a Spatial Regression Discontinuity Design in Germany [J]. Land Use Policy, 2020 (90) .

[159] Xu K. L. A Semi – Nonparametric Estimator of Regression Discontinuity Design with Discrete Duration Outcomes [J]. Journal of Econometrics, 2018 (206):

258 - 278.

［160］Xu K. L. Regression Discontinuity with Categorical Outcomes ［J］. Journal of Econometrics, 2017 （201）: 1 - 18.

［161］Yang L. X. Regression Discontinuity Designs with Unknown State - Dependent Discontinuity Points: Estimation and Testing ［J］. Studies in Nonlinear Dynamics and Econometrics, 2019 （23）.

［162］Yoruk B. K. , Xu L. N. Impact of the ACA's Dependent Coverage Mandate on Health Insurance and Labor Market Outcomes among Young adults: Evidence from Regression Discontinuity Design ［J］. Eastern Economic Journal, 2019 （45）: 58 - 86.

［163］Yu P. Understanding Estimators of Treatment Effects in Regression Discontinuity Designs ［J］. Econometric Reviews, 2016 （35）: 586 - 637.

［164］Zhang J. C. Estimates of the Returns to Schooling in Taiwan: Evidence from a Regression Discontinuity Design ［J］. Applied Economics Letters, 2020 （27）: 533 - 538.

［165］Zhang L. , Hu S. P. , Sun L. , et al. The Effect of Florida's Bright Futures Program on College Choice: A Regression Discontinuity Approach ［J］. Journal of Higher Education, 2016 （87）: 115 - 146.

［166］Zhang Z. B. , Cai W. X. , Feng X. Z. How do Urban Households in China Respond to Increasing Block Pricing in Electricity? Evidence from a Fuzzy Regression Discontinuity Approach ［J］. Energy Policy, 2017 （105）: 161 - 172.

［167］Zogg C. K. , Scott J. W. , Metcalfe D. , et al. The Association between Medicare Eligibility and Gains in Access to Rehabilitative Care a National Regression Discontinuity Assessment of Patients Ages 64 Versus 65 Years ［J］. Annals of Surgery, 2017 （265）: 734 - 742.

［168］安虎森, 叶金珍. 房价对幸福感的影响及其作用机制［J］. 贵州社会科学, 2018 （4）: 109 - 116.

［169］白冰. 中学教师工作时间、抑郁与主观幸福感的关系［D］. 东北师范大学硕士学位论文, 2013.

［170］曹科岩. 居民主观幸福感研究述评与展望［J］. 深圳职业技术学院学报, 2019 （18）: 53 - 59.

［171］曹昀炀, 胡云鹤, 张宇哲. 基于融合树模型的幸福感分析 ［C］. 2019 年 （第六届） 全国大学生统计建模大赛优秀论文集.

［172］陈池波, 李成豪. 收入不平等、再分配偏好与居民主观幸福感研究［J］. 财政研究, 2016 （12）: 64 - 77.

［173］陈国泽，陈炜婧．浅谈农村老年人的代际支持与老年人主观幸福感的相关性——建设孝文化应对农村留守老人问题的思考［C］．老龄问题研究论文集（十四），2010.

［174］陈坚，连榕．员工工作价值观对幸福感及心理健康的影响——代际比较研究［J］.中国临床心理学杂志，2014（22）：658－662.

［175］陈前恒，胡林元，朱祎．机会不平等认知与农村进城务工人员的幸福感［J］.财贸研究，2014（25）：45－52.

［176］陈晓东，张春香．不平等如何影响居民幸福感——基于个体不平等指数的经验研究［J］.华中科技大学学报（社会科学版），2020（34）：78－86.

［177］陈鑫，杨红燕．社会比较、时间比较对老年人主观幸福感的影响研究［J］.华中农业大学学报（社会科学版），2020（1）：102－110，167.

［178］陈永进，祁可，何宁等．论休闲活动、社会信任、社会公平感与居民幸福感——基于 CGSS2015 数据的实证研究［J］.四川行政学院学报，2019（6）：84－94.

［179］陈雨丽，罗荷花．家庭风险金融资产配置对个人幸福感的影响研究［J］.财务与金融，2020（2）：82－88.

［180］程梦瑶．日工作时间对农村进城务工人员幸福感影响的研究——基于北京市 1066 个农村进城务工人员的调查［J］.当代经济，2019（11）：143－149.

［181］仇蒙．工作时间影响幸福感的机制研究［D］.暨南大学硕士学位论文，2016.

［182］储德银，何鹏飞，梁若冰．主观空气污染与居民幸福感——基于断点回归设计下的微观数据验证［J］.经济学动态，2017（2）：88－101.

［183］代锋，夏红雨．农村居民"畸形攀比"现象对主观幸福感的影响——基于社会比较理论视角［J］.湖南行政学院学报，2020（3）：83－90.

［184］邓大松，杨晶．养老保险、消费差异与农村老年人主观幸福感——基于中国家庭金融调查数据的实证分析［J］.中国人口科学，2019（4）：43－55，127.

［185］邓敏．社会关系、心理健康水平与老年人主观幸福感改进——基于 CGSS2015 数据的实证分析［J］.人口与发展，2019（25）：85－93.

［186］邓琪琪．工作幸福感的理论动因与影响因素研究［J］.科技创业月刊，2019（32）：131－134.

［187］邓琼．城市居民社区参与对居民幸福感影响研究［D］.华中科技大学硕士学位论文，2019.

［188］邓小清．退休与幸福感：基于断点回归设计［J］.统计与决策，2019

（35）：98－100.

[189] 刁明月．社会支持视角下随迁老人主观幸福感及影响因素研究[D].
重庆工商大学硕士学位论文，2019.

[190] 董秦男．中国居民幸福感影响因素分析[J].合作经济与科技，2019
（12）：139－141.

[191] 董源，郑晓冬，方向明．公共服务对城市居民幸福感的影响[J].城市
问题，2020（2）：82－88.

[192] 多娇．家庭杠杆率对幸福感影响研究[D].内蒙古大学硕士学位论
文，2019.

[193] 樊筱林．互联网缩小了中国居民的幸福感差距吗？[D].湖南大学硕
士学位论文，2019.

[194] 樊英杰．东北地区居民主观幸福感及其影响因素分析[D].辽宁大学
硕士学位论文，2019.

[195] 范航，李丹丹，刘燊等．主观幸福感代际传递：有调节的中介效应
[J].心理科学，2019（42）：841－847.

[196] 范念雪．采油A厂员工幸福感提升策略研究[D].东北石油大学硕士
学位论文，2019.

[197] 费星星，董毅，彭现美．非正规就业对劳动者主观幸福感影响研究
[J].齐齐哈尔大学学报（哲学社会科学版），2019（8）：44－49，61.

[198] 冯建斌．住房状况对农民工主观幸福感的影响研究[D].北京工业大
学硕士学位论文，2019.

[199] 冯尽．公共服务满意度对乡镇居民经济幸福感的影响研究——基于
2015年CGSS调查数据[J].山西农经，2019（13）：23－25.

[200] 冯晓晴，刘钰曦，万崇华．东莞市随迁老人主观幸福感及其影响因素
分析[J].社区医学杂志，2019（17）：1457－1460.

[201] 冯一丹，李爱梅，颜亮等．工作时间压力对主观幸福感的倒U形影
响——基本心理需求满足的中介作用[J].中国人力资源开发，2017（8）：25－35.

[202] 冯永琦，张天舒．代际差异视角下农民工主观幸福感影响因素分析
[J].人口学刊，2016（38）：60－69.

[203] 冯苑．住房数量、幸福感与创业——基于CGSS 2015的实证分析[J].
中南财经政法大学研究生学报，2020（3）：15－23.

[204] 高启杰，费佐兰．居民个体收入、主观幸福感及影响机制[J].武汉大
学学报（哲学社会科学版），2019（72）：173－184.

[205] 葛传路，梁虎，牛晓冬．贫困代际传递对主观幸福感影响机制分析

[J].统计与信息论坛, 2019 (34): 58－66.

　　[206] 葛敏. 居民主观幸福感的影响因素分析——基于 CGSS 2015 的调查数据[J].时代金融, 2020 (12): 92－93.

　　[207] 龚丽媛, 朱玉婵. 收入对农村居民幸福感的影响——基于 CGSS2013 数据的实证分析[J].中国集体经济, 2020 (13): 161－162.

　　[208] 郭铖. 贫困农民经济地位、社会互动与幸福感——以太行山集中连片特困地区为例[J].贵州社会科学, 2020 (2): 153－159.

　　[209] 韩雅青. 收入与幸福感关系的再检验[D].武汉大学硕士学位论文, 2019.

　　[210] 郝身永. 究竟是患寡、患不均还是患不公?——基于 CGSS (2006) 对居民幸福感决定的经验研究[J].云南财经大学学报, 2015 (31): 3－18.

　　[211] 郝秀珍. 比较之下的早期失地农民主观幸福感研究[D].南京大学硕士学位论文, 2019.

　　[212] 何立新, 潘春阳. 破解中国的 "Easterlin 悖论": 收入差距、机会不均与居民幸福感[J].管理世界, 2011 (8): 11－22, 187.

　　[213] 何凌云, 秦尊文. 主观幸福感、效用与社会福利[J].学习与实践, 2019 (9): 33－47.

　　[214] 何庆红, 谭远发, 谢鹏鑫. 天伦之乐还是天伦之累?——照料孙子女与中老年人幸福感[J].中国经济问题, 2020 (3): 121－136.

　　[215] 何婷. 媒介使用对老年人主观幸福感的影响研究[J].新闻研究导刊, 2020 (11): 77, 116.

　　[216] 何晓斌, 徐旻霞, 郑路. 房产、社会保障与中国城镇居民家庭的风险金融投资——相对剥夺感和主观幸福感作为中介的一项实证研究[J].江淮论坛, 2020 (1): 98－109.

　　[217] 贺建平, 黄肖肖. 城市老年人的智能手机使用与实现幸福感: 基于代际支持理论和技术接受模型[J].国际新闻界, 2020 (3): 49－73.

　　[218] 贺志峰. 代际支持对农村老年人主观幸福感的影响研究[J].人口与经济, 2011 (S1): 1－3.

　　[219] 侯玉波, 葛枭语. 收入不平等与收入再分配对幸福感的影响——基于社会认知视角[J].北京大学学报 (哲学社会科学版), 2020 (1): 150－160.

　　[220] 胡宏兵, 高娜娜. 教育程度与居民幸福感: 直接效应与中介效应[J].教育研究, 2019 (40): 111－123.

　　[221] 胡洪曙, 鲁元平. 收入不平等、健康与老年人主观幸福感——来自中国老龄化背景下的经验证据[J].中国软科学, 2012 (11): 41－56.

［222］胡洁．社会变迁、市场化与中国民众的幸福感［J］.东南学术，2020（1）：113－124.

［223］胡珺，高挺，常启国．中国家庭金融投资行为与居民主观幸福感——基于 CGSS 的微观经验证据［J］.金融论坛，2019（24）：46－57.

［224］黄嘉文．流动人口主观幸福感及其代际差异［J］.华南农业大学学报（社会科学版），2015（14）：122－133.

［225］黄嘉文．收入不平等对中国居民幸福感的影响及其机制研究［J］.社会，2016（36）：123－145.

［226］黄鹭．电子商务对农村居民主观幸福感的影响研究［D］.浙江大学硕士学位论文，2019.

［227］黄少安，郭俊艳．性别不平等观念对幸福感的影响——基于世界价值观调查数据的实证分析［J］.社会科学战线，2019（11）：35－42.

［228］黄英财，孙浩然．城镇化发展对居民幸福感的影响研究［J］.中国经贸导刊（中），2020（4）：131－136.

［229］加天舒．自有住房对中国城镇居民幸福感的影响研究［D］.湖南大学硕士学位论文，2019.

［230］贾晓姣．青少年幸福感的代际传递［D］.山西大学硕士学位论文，2017.

［231］蒋蔚．金融投资影响居民主观幸福感的影响研究——基于 CFPS 数据［J］.南华大学学报（社会科学版），2019（20）：81－90.

［232］冷晨昕，陈前恒．子女数量与老年人幸福感关系研究——基于 CGSS2013 的实证分析［J］.大连理工大学学报（社会科学版），2019（40）：60－68.

［233］李冰心．探索享乐型与功能型短视频消费对幸福感的影响差异［D］.浙江大学硕士学位论文，2019.

［234］李光明，徐冬柠．文化消费对新市民主观幸福感的影响［J］.城市问题，2019（6）：4－13.

［235］李军，袁国敏．工作时间对于居民幸福感的影响——基于 CLDS2016 数据的实证分析［J］.决策与信息，2019（5）：116－127.

［236］李丽梅．幸福感新模式：休闲舒适物对城市幸福感影响的实证研究［J］.城市观察，2020（2）：123－133.

［237］李丽娜，赵璋，任璐璐等．阿尔茨海默病患者照料者生命质量与主观幸福感的关系［J］.中国健康心理学杂志，2017（25）：501－504.

［238］李利文，任小龙．青年人才、城市转型与幸福感提升——基于 CGSS2015 数据的实证分析［J］.岭南学刊，2020（2）：43－54.

［239］李婷，范文婷．生育与主观幸福感——基于生命周期和生命历程的视角［J］．人口研究，2016（40）：6－19．

［240］李婷．哪一代人更幸福?——年龄、时期和队列分析视角下中国居民主观幸福感的变迁［J］．人口与经济，2018（1）：90－102．

［241］李雪峰．安度晚年还是欢度晚年：老年人的旅游与主观幸福感研究［J］．旅游论坛，2019（12）：20－31．

［242］李莹，吕光明．中国机会不平等的生成源泉与作用渠道研究［J］．中国工业经济，2019（9）：60－78．

［243］李湛，何鹏飞，梁若冰等．财政透明度与居民幸福感［J］．宏观经济研究，2019（10）：88－102，143．

［244］梁土坤．代际延续还是适应转化：新生代农民工主观幸福感研究——基于城市适应理论的实证分析［J］．中国青年研究，2018（2）：66－74．

［245］廖福崇．基本公共服务与民生幸福感：来自中国综合社会调查的经验证据［J］．兰州学刊，2020（5）：136－150．

［246］林慧丽，林文火．城镇女性的职业高原问题与对策研究［J］．中国集体经济，2008（7）：110－112．

［247］林慧丽．城镇女性的生育成本与职业发展［J］．人才开发，2007（3）：13－15．

［248］林江，周少君，魏万青．城市房价、住房产权与主观幸福感［J］．财贸经济，2012（5）：114－120．

［249］林丽卿．城镇女性劳动供给行为研究——基于职业倦怠［J］．现代商贸工业，2013（22）：104－106．

［250］林晴，吴志方．老年人幸福感的人口学因素分析［J］．产业与科技论坛，2020（19）：91－93．

［251］凌莉，刘芳．公共服务满意度对居民主观幸福感的影响研究——基于CGSS2015的实证分析［J］．西藏科技，2020（1）：66－71．

［252］刘波，胡宗义，龚志民．中国居民健康差距中的机会不平等［J］．经济评论，2020（2）．

［253］刘畅．代际差异视角下农村居民主观幸福感影响因素分析——基于CHIP2013调研数据［J］．湖北经济学院学报，2017（15）：94－98，104．

［254］刘超．平衡与融合：少数民族社会幸福感的模型分析［J］．贵州民族研究，2019（40）：58－66．

［255］刘成奎，任飞容，王宙翔．社会资本、公共服务满意度与居民幸福感［J］．首都经济贸易大学学报，2019（21）：3－11．

[256] 刘光宇. 高房价已成困扰年轻人幸福的全球问题[J]. 安家，2017（9）：128 –129.

[257] 刘金玲. 收入不平等对老年人幸福感的影响研究[D]. 湖南大学硕士学位论文，2019.

[258] 刘璐宁，王娟. 过度教育对主观幸福感影响的实证研究[J]. 中国劳动关系学院学报，2019（33）：43 –54.

[259] 刘米娜，杜俊荣. 住房不平等与中国城市居民的主观幸福感——立足于多层次线性模型的分析[J]. 经济经纬，2013（5）：117 –121.

[260] 刘米娜. 代际视角下流动人口体育参与对其幸福感的影响研究[J]. 体育与科学，2017（38）：32，40 –53.

[261] 刘鸣筝，董岳. 老年人的媒介使用与主观幸福感间的关系研究——基于 CGSS2015 的实证分析[J]. 东岳论丛，2019（40）：40 –47.

[262] 刘鸣筝，袁谅. 媒介使用行为对公众幸福感的积极作用——基于有序回归的分析和马尔可夫链的预测[J]. 新闻大学，2019（7）：16 –29，120 –121.

[263] 刘鸣筝，周上琬. 中年群体的主观幸福感与媒介使用之间的关系[J]. 品牌研究，2019（16）：88 –89.

[264] 刘泉. 中国家庭代际关系与老年男子生活幸福度[J]. 南方人口，2014（29）：35 –46.

[265] 刘伟彬. 社会保险对居民幸福感的影响——基于 CGSS2015 数据分析[J]. 市场周刊，2020（3）：152 –153，188.

[266] 刘西国，赵莹. 家人照料会让失能老人更幸福吗？——基于“中国健康与养老追踪调查”的实证研究[J]. 湖南农业大学学报（社会科学版），2020（21）：49 –56.

[267] 刘小鸽，司海平，庞嘉伟. 地区代际流动与居民幸福感：基于代际教育流动性的考察[J]. 世界经济，2018（41）：171 –192.

[268] 刘彦华. 2019 中国幸福小康指数：婚姻对国人幸福感的影响在降低？[J]. 小康，2019（31）：48 –51.

[269] 刘自敏，邓明艳. 如何通过改善能源贫困提升居民幸福感？[J]. 能源，2019（10）：94 –96.

[270] 刘自敏，杨丹，张巍巍. 收入不平等、社会公正与认知幸福感[J]. 山西财经大学学报，2018（40）：1 –14.

[271] 龙翠红，易承志，栗长江. 互联网使用对居民幸福感的影响：基于全国性数据的实证分析（英文）[J]. Social Sciences in China，2019（4）：106 –128.

[272] 龙思梦，杨建州. 社会交往、社会信任与“农转非”居民幸福感——

基于 CGSS2015 数据实证分析[J].社会福利（理论版），2020（2）：48 - 52.

[273] 龙雨婷．收入对居民幸福感的影响研究[D].江西师范大学硕士学位论文，2019.

[274] 鲁元平，王韬．收入不平等、社会犯罪与国民幸福感——来自中国的经验证据[J].经济学（季刊），2011（10）：1437 - 1458.

[275] 陆娟．物质保障、精神支持与照护服务对空巢老年人幸福感的影响研究[D].南京师范大学硕士学位论文，2019.

[276] 吕军莉．三江源地区民众幸福感有效提升的基本策略研究[J].青海社会科学，2019（6）：146 - 150.

[277] 罗洁，倪梦媛．婚姻与幸福感的关系——来自 CGSS 的数据分析[J].产业与科技论坛，2019（18）：111 - 112.

[278] 罗良文，茹雪．我国收入分配中的机会不平等问题研究——基于 CGSS 2008 - 2015 年数据的经验证据[J].中国软科学，2019（4）：57 - 69.

[279] 马红鸽，席恒．收入差距、社会保障与提升居民幸福感和获得感[J].社会保障研究，2020（1）：86 - 98.

[280] 马晓君，王常欣，张紫嫣．环境"二维化"视角下的居民幸福感量化研究：来自中国 CGSS 数据的新证据[J].统计研究，2019（36）：56 - 67.

[281] 马镇杰．非经济性报酬对员工主观幸福感、工作绩效双因变量影响的研究 [D].浙江财经大学硕士学位论文，2015.

[282] 马志远，刘珊珊．中国国民幸福感的"镜像"与"原像"——基于国内外权威数据库的相互辅证与 QCA 适配路径分析[J].经济学家，2019（10）：46 - 57.

[283] 苗国强．家庭代际团结对城市老年人主观幸福感的影响研究——基于河南省的调查[J].中国软科学，2020（1）：104 - 111.

[284] 沐年国，丁爱东．国民幸福感下房价收入比问题研究[J].上海经济研究，2012（24）：110 - 115.

[285] 穆伟超．城镇职工基本养老保险对老年人幸福感的影响研究[D].山东大学硕士学位论文，2019.

[286] 倪超军．参保对中国居民幸福感的影响研究——基于健康的中介效应分析[J].四川轻化工大学学报（社会科学版），2020（35）：1 - 16.

[287] 倪超军．机会不均等、社会公平与幸福感[J].世界农业，2020（2）：14 - 24.

[288] 倪蓉．我国收入差距、社会关系网络与居民主观幸福感研究[D].南京财经大学硕士学位论文，2018.

［289］聂建亮，胡艺杭．消费能使农村老人更幸福吗？——消费对农村老人主观幸福感影响的实证研究［J］．西北大学学报（哲学社会科学版），2020（50）：169－182．

［290］聂建亮．子女越多农村老人越幸福吗？——兼论代际支持对农村老人主观幸福感的影响［J］．西北大学学报（哲学社会科学版），2018（48）：91－101．

［291］聂鑫，李祯，李佩等．社区居民问题饮酒对主观幸福感的影响［J］．中国健康教育，2019（35）：483－487．

［292］欧阳一漪，张骥．房价对居民主观幸福感的影响［J］．消费经济，2018（34）：84－90．

［293］潘春阳．中国的机会不平等与居民幸福感研究［D］．复旦大学博士学位论文，2011．

［294］庞子玥，曾鸣．互联网使用影响青年主观幸福感了吗？——来自CGSS2010－2015年数据的分析［J］．西安财经大学学报，2020（33）：71－77．

［295］彭定萍，丁峰，祁慧博．如何从个体化走向社会融合——社会参与对青年幸福感之研究［J］．中国青年研究，2020（1）：49－55．

［296］彭铿．幸福感和社会公平认知对二孩意愿的影响［J］．创造，2020（3）：60－65．

［297］蒲实，袁威．乡村振兴视阈下农村居民民生保障、收入增长与幸福感：水平测度及其优化［J］．农村经济，2019（11）：60－68．

［298］蒲晓红，赵海堂．基本养老保险对居民幸福感的影响及其机制研究［J］．社会保障研究，2020（3）：24－33．

［299］丘大为．公共体育服务、公众体育参与对幸福感的影响研究［J］．云南行政学院学报，2019（21）：149－154．

［300］宋融秋．城市通勤时耗和方式对个人主观幸福感的影响研究［D］．重庆交通大学硕士学位论文，2018．

［301］苏小荣．城市建设投资提高了房价还是居民幸福感［D］．山西师范大学硕士学位论文，2015．

［302］苏泽．我国公共服务水平对国民幸福感的影响研究——基于CGSS2015的有序多分类logistics回归［J］．农村经济与科技，2020（31）：334－336．

［303］孙发，王磊，胡美君．个人资本对主观幸福感的影响及群体差异研究——基于水平与结构视角［J］．宁夏大学学报（人文社会科学版），2020（42）：147－154．

［304］孙芳圆．媒介使用对中国女性主观幸福感的影响——基于CGSS2015的实证分析［J］．新闻前哨，2019（16）：106－108．

［305］孙计领，王国成，凌亢．收入不平等对居民幸福感的影响——基于 FS 模型的实证研究［J］.经济学动态，2018（16）：77－91.

［306］孙玉栋，梅正午．医疗保险对居民主观幸福感的影响研究——基于京津冀地区的实证分析［J］.中国特色社会主义研究，2019（16）：19－27.

［307］汤凤林．居民幸福感最大化目标下的公共支出政策改革［J］.财会月刊，2019（12）：147－153.

［308］汤磊，朱俊红，梁昌勇等．代际关系和老人主观幸福感相关性的文献综述［J］.合肥工业大学学报（社会科学版），2019（33）：78－85，139.

［309］唐金泉．代际支持对老年人主观幸福感的影响——基于年龄组的差异性分析［J］.南方人口，2016（31）：60－70.

［310］唐婷．家庭资产对农村居民幸福感的影响研究［D］.扬州大学硕士学位论文，2019.

［311］田立法，刘艳阳．政府行为对居民主观幸福感的影响研究——以天津市为例［J］.天津大学学报（社会科学版），2020（22）：155－164.

［312］田圆．农民幸福感代际差异的现状及其影响因素分析——基于湖北荆门、宜城的实证研究［J］.武汉职业技术学院学报，2016（15）：111－116.

［313］童昊，夏平凡．房屋产权、房价预期与居民主观幸福感［J］.齐齐哈尔大学学报（哲学社会科学版），2018（3）：68－72.

［314］万琴．城市通勤者的主观幸福感及其影响因素的调查分析［D］.江西财经大学硕士学位论文，2019.

［315］汪圣国，杜素珍．夫妻一方创业对幸福感影响的性别差异——基于社会规范的解释［J］.经济管理，2019（41）：73－87.

［316］汪震．空气污染对中国居民主观幸福感的影响研究［D］.江西财经大学硕士学位论文，2019.

［317］王迪．住房不平衡对居民幸福感的影响分析［J］.经济纵横，2020（5）：121－128.

［318］王浩．院舍照料下社会救助老人幸福感提升研究［D］.安徽大学硕士学位论文，2019.

［319］王晖，刘霞．积极资源和压力风险对农村青少年幸福感的累积效应［J］.北京师范大学学报（社会科学版），2020（2）：38－47.

［320］王积超，方万婷．什么样的老人更幸福？——基于代际支持对老年人主观幸福感作用的分析［J］.黑龙江社会科学，2018（5）：77－87，160.

［321］王建军．收入不平等对我国居民幸福感的影响研究［D］.湘潭大学硕士学位论文，2017.

［322］王静静．家庭负债对中国居民幸福感的影响研究［D］.青岛大学硕士学位论文，2019.

［323］王敏．住房、阶层与幸福感——住房社会效应研究［J］.华中科技大学学报（社会科学版），2019（33）：58－69.

［324］王鹏，梁城城．财政支出行为对国民幸福感的影响——基于 CGSS 数据的经验研究［J］.石河子大学学报（哲学社会科学版），2019（33）：46－58.

［325］王鹏．收入差距对我国居民幸福感的影响研究［D］.西南财经大学博士学位论文，2012.

［326］王鹏．收入差距对中国居民主观幸福感的影响分析——基于中国综合社会调查数据的实证研究［J］.中国人口科学，2011（3）：93－101，112.

［327］王琪瑛．收入、健康、社会公平感与居民主观幸福感——一个区域差异分析视角［J］.社科纵横，2019（34）：66－74.

［328］王茜．子女代际支持对老年人主观幸福感的影响研究——基于 CHARLS 数据的实证分析［J］.农村经济与科技，2020（31）：266－268.

［329］王倩．房价对居民幸福指数的影响——基于主观指标体系的分析［J］.深圳职业技术学院学报，2013（12）：32－36.

［330］王沁雨，陈华，牟珊珊．城乡居民医保参与对其幸福感影响的实证研究——基于公平感视角［J］.农村经济，2020（4）：137－144.

［331］王群勇，徐伟．你快乐所以我快乐——家庭内幸福感溢出效应研究［J］.中国经济问题，2019（4）：124－136.

［332］王蓉榕．养老方式对城市老年人主观幸福感影响的研究［D］.浙江财经大学硕士学位论文，2019.

［333］王如一，王法硕．官方媒体使用影响主观幸福感作用机制研究——爱国主义的中介作用及政治信任的调节效应［J］.山东青年政治学院学报，2020（36）：29－36.

［334］王瑞雪．中国的机会不平等对居民幸福感的影响研究［D］.东北财经大学硕士学位论文，2017.

［335］王小姣．房价与居民幸福感的关系研究［J］.智库时代，2019（5）：20－21.

［336］王笑天，李爱梅，吴伟炯等．工作时间长真的不快乐吗？异质性视角下工作时间对幸福感的影响［J］.心理科学进展，2017（25）：180－189.

［337］王亚迪．退休影响中老年人幸福感吗？［J］.经济与管理评论，2019（35）：26－36.

［338］王燕，刘思洁，陈矜之．改革开放 40 年中国人心态变化的年代分

析——以社会信任、主观幸福感和心理健康为例[J].苏州大学学报（教育科学版），2020（8）：58－69.

[339] 王杨.公共服务满意度、社会信任与居民幸福感——基于 CGSS2015 数据的实证分析[J].苏州科技大学学报（社会科学版），2019（36）：31－36，107.

[340] 魏炜，林丽梅，卢海阳等.主观幸福感、公共教育满意度对居民二孩生育意愿的影响——基于 CGSS 实证分析[J].社会发展研究，2019（6）：120－134，244.

[341] 温晓.基本医疗保险提升了中国居民的幸福感吗？[D].南京大学硕士学位论文，2019.

[342] 吴洁，吴丽琼，郑逸芳.生活幸福感、政府满意度与女性环境友好行为——基于 2003 和 2013CGSS 对比分析[J].福建广播电视大学学报，2020（1）：55－59.

[343] 吴伟炯.工作时间对职业幸福感的影响——基于三种典型职业的实证分析[J].中国工业经济，2016（3）：130－145.

[344] 吴小勇，董艳萍，孙威.性别角色观念与生育意愿的关系：幸福感的调节效应[J].社区心理学研究，2019（8）：18－35.

[345] 吴亦伦.资产拥有、身心健康对老年人主观幸福感影响的探究——基于 2010 年 CGSS 数据[J].佳木斯职业学院学报，2020（36）：291－292，294.

[346] 伍如昕.谁更幸福？——代际视角下的中国城市居民主观幸福感研究[J].湖南城市学院学报，2014（1）：34－44.

[347] 夏波.房屋产权、房价与城镇居民幸福感[D].西南财经大学硕士学位论文，2014.

[348] 夏雅娟.幸福感视角下的空气质量定价[D].江西财经大学硕士学位论文，2019.

[349] 向丽君.越保险越幸福？[D].华中科技大学硕士学位论文，2019.

[350] 肖晓珊.教育水平、公共财政支出与居民幸福感研究[D].湘潭大学硕士学位论文，2019.

[351] 谢荷锋，李佩瑶.代际差异视角下工作幸福感对员工创造力的影响研究[J].南华大学学报（社会科学版），2020（21）：47－53.

[352] 谢菊兰，马红宇.我国双职工夫妻非工作时间的工作性通信工具使用行为与夫妻双方幸福感的关系［C］//第十七届全国心理学学术会议.中国北京，2014.

[353] 谢菊兰.非工作时间的工作性通信工具使用行为与幸福感的关系

[D]. 华中师范大学硕士学位论文, 2014.

[354] 谢罗奇, 王宇航, 赵纯凯. 包容性金融对居民幸福感的影响——基于 CFPS 数据的实证研究[J]. 人口与发展, 2019 (25): 65 – 75, 106.

[355] 邢占军, 张干群. 社会凝聚与居民幸福感[J]. 南京社会科学, 2019: 52 – 60.

[356] 徐福芝, 陈建伟. 婚姻状态对幸福感的影响研究[J]. 西北人口, 2020 (41): 53 – 62.

[357] 徐福芝, 陈建伟. 青年幸福感及影响因素研究——基于 CGSS2015 的实证分析[J]. 调研世界, 2019 (12): 27 – 33.

[358] 徐广路, 沈惠璋, 李峰. 不同代际农民外出务工对其幸福感影响的比较研究[J]. 西南大学学报 (社会科学版), 2016 (42): 113 – 121.

[359] 徐晓波, 黄洪雷. 老年人主观幸福感与心理幸福感的关系: 代际因素的影响[J]. 老龄科学研究, 2015 (3): 73 – 80.

[360] 薛畅. 农地确权政策对农民主观幸福感的影响——基于 CLDS 数据的实证分析[J]. 调研世界, 2019 (9): 24 – 29.

[361] 闫佳祺, 彭翠, 姚柱等. 生有所息, 幸福不止: 空闲工作时间对员工幸福感的影响研究[J]. 中国人力资源开发, 2018 (35): 16 – 25.

[362] 闫金秋. 论我国高房价下的 "短寿建筑" 怎样降低着居民的幸福度[J]. 价值工程, 2013 (32): 191 – 192.

[363] 闫晓娜, 方玉凤, 王健. 家庭代际关系对老年人主观幸福感影响状况分析[J]. 中国初级卫生保健, 2015 (29): 105 – 106, 118.

[364] 闫晓娜. 基于面板数据分析代际关系对农村中老年人主观幸福感的影响[D]. 山东大学硕士学位论文, 2015.

[365] 闫月迪. 妇联组织对提升城乡妇女幸福感的作用研究[D]. 内蒙古大学硕士学位论文, 2019.

[366] 严良, 代冰杰, 李欢. 收入、健康与居民主观幸福感[J]. 中国经贸导刊 (中), 2019 (12): 6 – 11.

[367] 颜亮. 工作时间压力对幸福感的倒 U 形影响[D]. 暨南大学硕士学位论文, 2015.

[368] 颜其松. 社会经济地位与主观阶层对青年幸福感的影响[J]. 当代青年研究, 2019 (5): 55 – 61.

[369] 杨晶, 孙飞, 申云. 收入不平等会剥夺农民幸福感吗——基于社会资本调节效应的分析[J]. 山西财经大学学报, 2019 (41): 1 – 13.

[370] 杨晶晶, Lowenstein A., Jackson T. 等. 代际团结潜在类别与关系质量

对自陈健康及幸福感的影响（英文）[J].心理学报，2013（45）：811 – 824.

[371] 杨爽.机会不平等预期对居民主观幸福感的影响研究[D].西南政法大学硕士学位论文，2018.

[372] 杨振.消费对居民幸福感的影响[J].合作经济与科技，2020（5）：70 – 71.

[373] 姚成，吴明远.主观幸福感研究综述[J].中国集体经济，2019（15）：88 – 90.

[374] 叶凯欣，康乐瑶，周彦煌.创业者幸福感与企业绩效的耦合关系[J].价值工程，2019（38）：292 – 295.

[375] 叶林祥，张尉.主观空气污染、收入水平与居民幸福感[J].财经研究，2020（46）：126 – 140.

[376] 易成栋，任建宇，高璇.房价、住房不平等与居民幸福感——基于中国综合社会调查 2005、2015 年数据的实证研究[J].中央财经大学学报，2020（6）：105 – 117.

[377] 尹龙龙，毛军权.住房问题中对居民主观幸福感产生显著影响的因素探究——基于 CGSS2015 的实证分析[J].上海市经济管理干部学院学报，2020（18）：13 – 21.

[378] 于浩.房价高涨，幸福何处安放？[J].中国人大，2010（6）：33.

[379] 于洋航.城市社区公共服务满意度对居民幸福感的影响机制研究[D].华中科技大学博士学位论文，2019.

[380] 俞飞飞，高新."全面二孩"政策下房贷调控与居民幸福感研究[J].宜宾学院学报，2020（20）：83 – 92.

[381] 袁谅，马嘉黛.我国青年的媒介使用与主观幸福感——基于 CGSS2015 的经验证据[J].传媒观察，2020（5）：59 – 66.

[382] 袁梦.家庭代际支持对农村老年人主观幸福感的影响研究[D].首都经济贸易大学硕士学位论文，2018.

[383] 岳经纶，张虎平.收入不平等感知、预期与幸福感——基于 2017 年广东省福利态度调查数据的实证研究[J].公共行政评论，2018（11）：100 – 119，211 – 212.

[384] 曾鸣.公共文化支出影响农村居民幸福感了吗？[J].首都经济贸易大学学报，2019（21）：26 – 36.

[385] 翟富珍.民生视角下我国城乡居民主观幸福感——基于 CGSS2015 数据的实证分析[J].市场周刊，2019（6）：184 – 186，188.

[386] 张博.大众文化消费幸福感下的文化创意产业发展探析[J].经济研

究导刊，2019（34）：38－39.

［387］张华，王晓晓，曾琳等．断点回归设计在临床治疗性研究中的应用［J］.中国循证医学杂志，2018（18）：1207－1211.

［388］张华．阶层认同对青年农民工幸福感的影响分析——基于中国综合社会调查（CGSS）的数据实证［J］.西昌学院学报（社会科学版），2019（31）：64－70，87.

［389］张俊，肖传友．地方竞争对居民幸福感的影响效应［J］.集美大学学报（哲学社会科学版），2019（22）：39－45.

［390］张莉．中国高龄老人的居住安排、代际关系和主观幸福感——基于对CLHLS数据的分析［J］.国家行政学院学报，2015（5）：68－73.

［391］张瑞雪．社会养老保障对居民幸福感的影响研究［D］.南京师范大学硕士学位论文，2019.

［392］张苏秋．艺术参与对个体主观幸福感的影响研究——基于中国综合社会调查（CGSS 2015）的经验证据［J］.暨南学报（哲学社会科学版），2020（6）：121－132.

［393］张彤进，万广华．我国农村居民主观幸福感的影响因素及地区差异［J］.江苏社会科学，2020（3）：111－120.

［394］张伟．信息存量对个体生活幸福感的影响机制——基于CGSS混合截面数据的实证分析［J］.哈尔滨工业大学学报（社会科学版），2019（21）：62－71.

［395］张尉．经济增长对居民主观幸福感的影响——来自中国家庭追踪调查的实证分析［J］.市场周刊，2019（5）：117－119.

［396］张槲槲，杜玉帆．"全面二孩"政策背景下生育对城镇女性职业中断的影响研究［J］.华东师范大学学报（哲学社会科学版），2019（1）：159－168，175－176.

［397］张兴慧，董爱波，王耘．母亲与子女主观幸福感的代际传递：教养方式的中介作用［J］.中国临床心理学杂志，2015（23）：163－165，170.

［398］张戌凡，席猛．工会实践对员工工作幸福感的影响：基于工具－情感的双路径视角［J］.心理科学进展，2019（27）：1354－1362.

［399］张雅欣，孙大鑫．人口流动如何影响主观幸福感——基于主观社会地位的中介效应［J］.系统管理学报，2019（28）：1029－1040.

［400］张尧．基于居民幸福感的老旧小区管理模式优化研究［D］.西安建筑科技大学硕士学位论文，2019.

［401］张应良，徐亚东．农村公共服务供给与居民主观幸福感［J］.农林经济

管理学报，2020（19）：98－108.

［402］张志刚，乔萌萌，蔡玉田等．咸阳地区中医医生总体幸福感对工作稳定性的影响［J］.职业与健康，2019（35）：2808－2812.

［403］赵亢．城市定居对农民工幸福感的影响及其代际差异［J］.科学决策，2018（4）：54－70.

［404］赵琦．家务劳动对城镇女性职业发展的影响分析［J］.人口与经济，2009（S1）：13－14.

［405］赵宇雯，陈天，臧鑫宇．公共服务设施与幸福感相关性及群体差异研究［J］.建筑学报，2019（S1）：26－29.

［406］郑文风，王素素，吕介民．逆向代际支持对老年人主观幸福感影响的实证检验——基于CHARLS数据的实证分析［J］.制度经济学研究，2018（1）：143－165.

［407］郑兴山，甄珊珊．股票的媒介化认知与主观幸福感——工作时间的调节作用［J］.上海管理科学，2011（5）：36－40.

［408］朱欢．空气质量与居民幸福感——基于CGSS（2015）微观调查的经验证据［J］.资源开发与市场，2019（7）：910－917.

［409］朱慧劼．"成家立业"对城市青年幸福感的影响研究：基于生命历程的视角［J］.中国青年研究，2019（11）：61－67.

［410］朱尧耿．积极构建代际和谐的幸福老龄社会［J］.人口与计划生育，2007（9）：30－31.

附　录

附录1　部分代码

```
    capture log close//关闭 log 文件，以便创建一个新的日志文件
log using cha4，text replace
    //4.1 早期环//第一次 2020.5.19 wxq 第4章全部表格
    global contral gender age a69 a4 a513 a18 a11 logincome
global dad a89b a89c a89d a89f a89g a89h fisco88//dad
    global mon a124 a90b a90c a90d a90f a90g a90h misco88//mon
global ylist happ health bmi
global sc sc1 - sc4
des MYMylist MYMdad MYMmon MYMsc MYMcontral edu
    //早期环境的变量
    ! taskkill/F/IM WINWORD.EXE/T
capture putdocx clear
putdocx begin
putdocx paragraph，halign（left）
putdocx textblock begin
第4章　早期环境与经济学视角下的职业女性的健康及主观幸福感的影响
    putdocx textblock end
putdocx save chapter4，replace
    des MYMylist MYMdad MYMmon MYMsc MYMcontral edu
    vdef2docx MYMylist MYMdad MYMmon MYMsc MYMcontral edu using chapter4，
title（"表1.变量的定义"）append
//Table 2. descriptive statistics
    sum MYMylist MYMdad MYMmon MYMsc edu MYMcontral
```

```
     stat2docx  MYMylist  MYMdad  MYMmon  MYMsc  edu  MYMcontral  t  using
chapter4. docx, stat (count sd min max) title ("表 2 描述性统计") append
     * - - - - - Table 3 - - - - -
putdocx begin
putdocx pagebreak
     t2docx a36 a15 using "chapter4. docx", append///
by (gender) title ("表 3a: 组间均值差异 t 检验")

     t2docx a36 bmi using "chapter4. docx", append///
by (gender) title ("表 3b: 组间均值差异 t 检验")


     * - - - - - Table 4 - - - - -
putdocx clear
putdocx begin
putdocx pagebreak
     set linesize 255
reg happ MYMdad MYMmon MYMcontral
est store m1
reg happ MYMdad MYMmon MYMsc MYMcontral
est store m2
reg happ MYMdad MYMmon edu MYMcontral
est store m3
     reg2docx m1 m2 m3 using "chapter4. docx", append scalars (N r2 (%9. 3f) r2
_a (%9. 2f)) b (%9. 3f) t (%7. 2f) title ("表 4: OLS 回归结果") mtitles
("model 1" "model 2" "model 3")
     /*
Table 5. tabulation of happiness and health
*/
     tab happ health if gender = = 1
tab happ health if gender = = 0
     putdocx begin
tab2docx happ
putdocx save chapter4. docx, append
     /*
```

Table 6. happ ologit

```
*/
    qui {
    ologit MYMylist MYMdad MYMmon MYMsc MYMcontral edu if gender = = 1&
a18！ =1, vce（robust）
est store cityman

ologit MYMylist MYMdad MYMmon MYMsc MYMcontral edu if gender = =0 & a18！ =
1, vce（robust）
est store citygirl


}
    model2docx（city：cityman citygirl）using chapter4, ///
xlist（MYMdad MYMmon MYMsc MYMcontral edu）stat（N r2_p）star（.1 +0.05
*0.01 **.001 ***）
///
title（"表6. 幸福ologit回归方程"）append


    /Table 7. health = xbeta + u
*/
    qui {
    ologit health MYMdad MYMmon MYMsc MYMcontral edu if gender = =1& a18！ =
1, vce（robust）
est store cityman
    ologit health MYMdad MYMmon MYMsc MYMcontral edu if gender = =0 & a18！ =
1, vce（robust）
est store citygirl
}
    model2docx（city：cityman citygirl）using chapter4, ///
    xlist（MYMdad MYMmon MYMsc MYMcontral edu）stat（N r2_p）star（.1 +
0.05 *0.01 **.001 ***）
///
title（"表7. 健康ologit回归方程"）append
    /Table 8. bmi = xbeta + u */
```

qui {

ologit bmi MYMdad MYMmon MYMsc MYMcontral edu if gender = = 1& a18！ = 1，vce（robust）

est store cityman

ologit bmi MYMdad MYMmon MYMsc MYMcontral edu if gender = =0 & a18！ = 1，vce（robust）

est store citygirl

}

model2docx（city：cityman citygirl）using chapter4，///

xlist（MYMdad MYMmon MYMsc MYMcontral edu）stat（N r2_p）star（.1 + 0.05 * 0.01 * * .001 * * *）

///

title（"表 8. bmi 的 ologit 回归方程"）append

shellout chapter4. docx

////绘制统计图：按图形分类讲、按变量的测量水平讲、

* * * 直方图

* * * * 1 个变量

* * * * * 定量变量

* * * 散点图

graph twoway scatter income happ

graph export happy1. png, replace

hist income

graph export happy2. png, replace

hist happ

graph export happy3. png, replace

hist logincome

graph export happy4. png, replace

putdocx begin

putdocx paragraph, halign（center）

putdocx image happy1. png，width（4）height（3）

putdocx image happy2. png，width（4）height（3）

putdocx image happy3. png，width（4）height（3）

putdocx image happy4. png，width（4）height（3）

putdocx save chapter4f. docx，replace

```
twoway scatter happ logincome


graph export happy5. png, replace
binscatter happ income
graph export happy6. png, replace
binscatter happ logincome
graph export happy7. png, replace
    scatter happ logincome ｜ ｜ function y = 2 * x , range （logincome）
graph export happy8. png, replace
    putdocx begin
putdocx paragraph, halign （center）
putdocx image happy5. png , width （4） height （3）
putdocx image happy6. png , width （4） height （3）
putdocx image happy7. png , width （4） height （3）
putdocx image happy8. png , width （4） height （3）
    putdocx save chapter4f. docx, append
```

****3 个变量
```
    graph matrix happ income edu if income < 600000 , msymbol （p） half
graph export happy9. png, replace
    putdocx begin
putdocx paragraph, halign （center）
putdocx image happy9. png, width （4） height （3）
putdocx save chapter4f. docx, append
    graph matrix health income edu if income < 600000 , msymbol （p） half
graph export happy10. png, replace
    putdocx begin
putdocx paragraph, halign （center）
putdocx image happy10. png, width （4） height （3）
putdocx save chapter4f. docx, append
    graph matrix bmi income edu if income < 600000 , msymbol （p） half
graph export happy11. png, replace
    putdocx begin
putdocx paragraph, halign （center）
```

```
putdocx image happy11. png, width (4) height (3)
putdocx save chapter4f. docx, append
qui foreach v of varlist MYMdad {//绘制六图
sixplot 'v'
      graph export 'v' . png, replace
      putdocx begin
putdocx paragraph, halign (center)
putdocx image 'v' . png, width (4) height (3)
putdocx save chapter4f. docx, append
}
      qui foreach v of varlist MYMmon {//绘制六图    母亲
sixplot 'v'
      graph export 'v' . png, replace
      putdocx begin
putdocx paragraph, halign (center)
putdocx image 'v' . png, width (4) height (3)
putdocx save chapter4f. docx, append
}
qui foreach v of varlist MYMmon {    //绘制六图
sixplotv'
      graph export 'v' . png, replace
      putdocx begin
putdocx paragraph, halign (center)
putdocx image 'v' . png, width (4) height (3)
putdocx save chapter4f. docx, append
}
      sixplot a7a//教育
graph export a7a. png, replace
putdocx clear
putdocx begin
putdocx paragraph, halign (center)
putdocx image a7a. png, width (4) height (3)
putdocx save chapter4f. docx, append
      qui foreach v of varlist sc1 - sc4 {//绘制六图
```

```
sixplot 'v'
        graph export 'v'. png, replace
        putdocx begin
putdocx paragraph, halign (center)
putdocx image 'v'. png, width (4) height (3)
putdocx save chapter4. docx, append
}
        shellout chapter4f. docx
log close
exit
```

第 4 章的所有表格代码

```
/ ********************************************************
Tables 数据分析与可视化自动化输出　王希泉　2020. 6. 10
 ********************************************************/
use "CGSS_all20200610. dta", clear


//第 4 章表格与图表
*表 1. 变量定义
! taskkill/F/IM WINWORD. EXE/T
global xlist Happ Life _ satisfaction SCPM CPM Emp SEmp Edu SEdu Lninc SLninc
SHouse Religion Urban///
Health Fairness Social Vote Age Marry_better Learn Class Manage_position Econd S_ur-
ban S_moreedu S_moreinc SPhouse FCPM MCPM Funit fedu f1 f2 f3 medu m1 m2 m3
marr ming hukou party sc1 sc2    sc4
des MYMxlist
vdef2docx MYMxlist using 第 4 章表格 20200610. docx, title ("表 1. 描述性统计")
note ("数据来源：笔者根据 CGSS2010 – 2015 共五年的数据整理") replace


/ *
Table 2. descriptive statistics
 */
summ MYMxlist
stat2docx MYMxlist using 第 4 章表格 20200610. docx, cont (Lninc SLninc) stat
```

```
（count sd min max）///
title（"表 2. 描述性统计"）append
/*
Table 3. 均值比较
*/
ttest Urban, by（Female）
ttest Edu, by（Female）
ttest Inc, by（Female）
ttest Happ, by（Female）
ttest Health, by（Female）
t2docx Happ Health Urban Inc Edu if Female = =1 using 第 4 章表格 20200610. docx,
by（CPM）star（*0.01 **0.005 ***0.001）title（"T 检验表"）note（"数据
来源：基于 CGSS2010 - 2015 数据库"）append


/*
Table 4. tabulation of happiness and CPM
*/
tab Happ Health if Female = =1
tab Happ Health if Female = =0
tab2docx Happ, filename（第 4 章表 1. docx, replace）
tab2docx Health, filename（第 4 章表 2. docx, replace）


/*
Table 5. Happiness = x * beta + u
*/
global plist "Emp Edu Lninc Religion Urban Health Fairness Social Age Age2 fedu f1
f2 f3 medu m1 m2 m3 marr ming hukou party sc1 sc2   sc4"
global xlist2 "MYMplist i. year i. Prov"
global dep "Happ"
set linesize 255
reg MYMdep MYMxlist2, vce（robust）
qui {
    ologit MYMdep MYMxlist2 if Female = =1 & Urban = =0, vce（robust）
    est store NonUrban_women
```

```
ologit MYMdep MYMxlist2 if Female = =1 & Urban = =1, vce（robust）
est store Urban_women
ologit MYMdep MYMxlist2 if Female = =0 & Urban = =0, vce（robust）
est store NonUrban_man
ologit MYMdep MYMxlist2 if Female = =0 & Urban = =1, vce（robust）
est store Urban_man
}
est table NonUrban_women Urban_women NonUrban_man Urban_man, star（.1
0.05.01）drop（i. year i. Prov）
model2docx（女性：NonUrban_women Urban_women）（男性：NonUrban_man Urban
_man）using 第4章表格 20200610. docx, ///
xlist（MYMplist）stat（N r2_p）star（.1 +0.05 *　0.01 **.001 ***）///
title（"表5. 幸福感 ologit 回归方程"）append


/ *
Table 6.  Satisfaction = x * beta + u
* /
global dep "Life_satisfaction"


qui {
ologit MYMdep MYMxlist2 if Female = =1 & Urban = =0, vce（robust）
est store NonUrban_women
ologit MYMdep MYMxlist2 if Female = =1 & Urban = =1, vce（robust）
est store Urban_women
ologit MYMdep MYMxlist2 if Female = =0 & Urban = =0, vce（robust）
est store NonUrban_man
ologit MYMdep MYMxlist2 if Female = =0 & Urban = =1, vce（robust）
est store Urban_man
}
est table NonUrban_women Urban_women NonUrban_man Urban_man, star（.1
0.05.01）drop（i. year i. Prov）
model2docx（女性：NonUrban_women Urban_women）（男性：NonUrban_man Urban
_man）using
第4章表格 20200610. docx, ///
```

```
xlist（MYMplist）stat（N r2_p）star（.1 +0.05 *  0.01 **.001 ***）///
title（"表6. 生活满意度的 ologit 回归方程"）append
/*
Table 7. 城市妇女投票、管理和结婚的概率较低
*/
qui {
    ologit sc1 Female CPM Edu Urban Lninc Age Age2 i. Prov year, vce（robust）
    est store female
    ologit sc1   CPM Edu Urban Lninc Age Age2 i. Prov year if Female = = 1, vce
（robust）
    est store urban_female

    logit Manage_position Female CPM Edu Urban Lninc Age Age2 i. Prov year, vce
（robust）
    est store female2
    logit Manage_position CPM Edu Urban Lninc Age Age2 i. Prov year if Female = =
1, vce（robust）
    est store urban_female2
    logit Marry_better Female CPM Edu Urban Lninc Age Age2 i. Prov year, vce（ro-
bust）
    est store female3
    logit Marry_better CPM Edu Urban Lninc Age Age2 i. Prov year if Female = =1,
vce（robust）
    est store urban_female3
}
est table female urban_female female2 urban_female2 female3 urban_female3, ///
star（0.10 0.05  0.01）eq（1）keep（Female Urban）
model2docx（vote：female urban_female）（manager：female2 urban_female2）（self-
esteem：female3 urban_female3）using 第4章表格20200610. docx, ///
xlist（Female CPM）stat（N r2_p）star（.1 +0.05 *  0.01 **.001 ***）///
title（"表7. 职业女性的优势比较"）append
//Table 8. 早期环境对于幸福感的影响
global early fedu f1 f2 f3 medu m1 m2 m3
global xlist3 SCPM CPM Emp Edu Lninc SHouse Religion Urban Health Fairness Social
```

Vote Age Age2 i. year i. Prov

qui {

ologit Happ   MYMearly MYMxlist3 if Female = =1 & Urban = =0, vce（robust）

est store nonurban_women1

ologit Happ MYMearly   MYMxlist3 if Female = =1 & Urban = =1, vce（robust）

est store urban_women2

ologit Happ MYMearly   MYMxlist3 if Female = =1 & Urban = =0, vce（robust）

est store nonurban_women3

ologit Happ MYMearly   MYMxlist3 if Female = =1 & Urban = =1, vce（robust）

est store urban_women4

ologit Happ MYMearly   MYMxlist3 if Female = =1 & Urban = =0, vce（robust）

est store nonurban_women5

ologit Happ MYMearly   MYMxlist3 if Female = =1 & Urban = =1, vce（robust）

est store urban_women6

}

est table   nonurban_women1 urban_women2   nonurban_women3 urban_women4

nonurban_women5 urban_women6   , ///

star（0. 10   0. 05   0. 01）eq（1）keep（MYMearly）

model2docx（urban：nonurban_women1 urban_women2）（employment：nonurban_

women3 urban_women4）（income：nonurban_women5 urban_women6）using 第 4 章

表格 20200610. docx, xlist（MYMearly）stat（N r2_p）star（. 1 + 0. 05 *   0. 01

. 001 *）///

title（"表 8. 父母早期环境对于职业女性的幸福感的影响"）append

//Table 9. 社会资本对于幸福感的影响

global scap sc1 sc2 sc4

global xlist3 SCPM CPM Emp Edu Lninc SHouse Religion Urban Health Fairness Social

Vote Age Age2 i. year i. Prov

qui {

ologit Happ   MYMscap MYMxlist3 if Female = =1 & Urban = =0, vce（robust）

est store nonurban_women1

ologit Happ MYMscap   MYMxlist3 if Female = =1 & Urban = =1, vce（robust）

est store urban_women2

ologit Happ MYMscap   MYMxlist3 if Female = =1 & Urban = =0, vce（robust）

est store nonurban_women3

```
ologit Happ MYMscap  MYMxlist3 if Female = = 1 & Urban = = 1, vce（robust）
est store urban_women4
ologit Happ MYMscap  MYMxlist3 if Female = = 1 & Urban = = 0, vce（robust）
est store nonurban_women5
ologit Happ MYMscap  MYMxlist3 if Female = = 1 & Urban = = 1, vce（robust）
est store urban_women6
}
est table  nonurban_women1 urban_women2  nonurban_women3 urban_women4
nonurban_women5 urban_women6  , ///
star（0.10 0.05  0.01）eq（1）keep（MYMscap）
model2docx（urban：nonurban_women1 urban_women2）（employment：nonurban_
women3 urban_women4）（income：nonurban_women5 urban_women6）using 第4章
表格 20200610. docx, xlist（MYMscap）stat（N r2_p）star（.1 + 0.05 *  0.01
**.001 ***）///
title（"表9. 社会资本对于职业女性的幸福感的影响"）append
/*
Table 10. 收入的影响
*/
global income Lninc
global xlist3 SCPM CPM Emp Edu Lninc SHouse Religion Urban Health Fairness Social
Vote Age Age2 i. year i. Prov
qui {
ologit Happ  MYMincome MYMxlist3 if Female = = 1 & Urban = = 0, vce（robust）
est store nonurban_women1
ologit Happ MYMincome  MYMxlist3 if Female = = 1 & Urban = = 1, vce（robust）
est store urban_women2
ologit Happ MYMincome  MYMxlist3 if Female = = 1 & Urban = = 0, vce（robust）
est store nonurban_women3
ologit Happ MYMincome  MYMxlist3 if Female = = 1 & Urban = = 1, vce（robust）
est store urban_women4
ologit Happ MYMincome  MYMxlist3 if Female = = 1 & Urban = = 0, vce（robust）
est store nonurban_women5
ologit Happ MYMincome  MYMxlist3 if Female = = 1 & Urban = = 1, vce（robust）
est store urban_women6
```

```
}
est table   nonurban_women1 urban_women2   nonurban_women3 urban_women4
nonurban_women5 urban_women6,///
star（0.10 0.05   0.01）eq（1）keep（MYMincome）
model2docx（urban：nonurban_women1 urban_women2）（employment：nonurban_
women3 urban_women4）（income：nonurban_women5 urban_women6）using 第4章
表格20200610.docx, xlist（MYMincome）stat（N r2_p）star（.1 +0.05 *   0.01
**.001 ***）///
title（"表10.收入对于职业女性的幸福感的影响"）append

shellout 第4章表格20200610.docx
/*
Table 11 早期环境中父亲是党员对幸福感的影响 匹配法
*/
global nn1 "Funit f1 f2 f3 medu m1 m2 m3"   //variable
global nn2 "Edu fedu"   //continuous variable

global touse "sp1"
global sp "MYMtouse == 1 & Female == 1 & Urban == 1" //职业女性
capture drop MYMtouse
qui gen MYMtouse = 1
local n = 1
while 'n' >0 {
    capture drop osp
    capture teffects nnmatch（Happ MYMnn2）（CPM）if MYMsp,///
    ematch（MYMnn1）biasadj（MYMnn2）osample（osp）
    qui count if osp == 1
    local n = r（N）
    if 'n' >0 {
        dis " 'n'"
        qui replace MYMtouse = 0 if osp == 1
    }
}
teffects nnmatch（Happ MYMnn2）（CPM）if MYMsp, ematch（MYMnn1）nn（1）
```

```
est store citywomen
teffects nnmatch（Happ MYMnn2）　（CPM）if MYMsp, ematch（MYMnn1）nn
（1）atet
global touse "sp2"
global sp "MYMtouse = =1 & Female = =0 & Urban = =1"//城市男性
capture drop MYMtouse
qui gen MYMtouse =1
local n =1
while 'n' >0 {
    capture drop osp
    capture teffects nnmatch（Happ MYMnn2）(SCPM) if MYMsp, ///
    ematch（MYMnn1）biasadj（MYMnn2）osample（osp）
    qui count if osp = =1
    local n =r（N）
    if 'n' >0 {
        dis " 'n'"
        qui replace MYMtouse =0 if osp = =1
    }
}
recode f1（1 =0）（2 =0）（3 =0）（4 =1）, gen（fp）
teffects nnmatch（Happ MYMnn2）　（fp）if MYMsp, ematch（MYMnn1）nn（1）
osample（wxq2）
drop if wxq2 = =1
teffects nnmatch（Happ MYMnn2）(fp) if MYMsp, ematch（MYMnn1）nn（1）
est store cityman
teffects overlap（Happ MYMnn2）(fp) if MYMsp, ematch（MYMnn1）nn（1）atet
est table cityman citywomen, star（.1.05.01）
capture prog drop te2docx
model2docx（城市：cityman citywomen）using , ///
star（.1 +0.05 *　0.01 **.001 ***）append///
title（"表11. 基于因果推断的匹配法"）
```

Table 11 displays the results of the NNM model. In the NNM model, we adjusted the
standard error of estimators, given that Abadie and Imbens（2011）indicated that NNM

estimators are not consistent while matching on more than one continuous covariate. From Table 11, several conclusions can be drawn. First, the ATE and ATT of the husband's CPC identity were significantly positive among the nonCPC wives. Thus, the husband's CPC identity contributed to the non – CPC wife's happiness; however, there was no treatment effect of the wife's CPC identity on the husband's happiness. Second, the ATE and ATT of the husband's CPC identity were not significant among the CPC wives. Thus, the husband's CPC identity had a null effect on the CPC wife's happiness. Overall, the conclusions obtained by the matching method corroborated the previous findings in the econometrics analysis. Covariate – balance summary statistics in Table 12 indicate that after raw samples were matched through the NNM method, the data were generally balanced; thus, the quasi – randomization requirement was satisfied. Our model improved the level of balance across covariates, given the standardized difference in means of the two continuouscovariates (i. e. , Education and S_Education) decreased to approximately zero, and the mean ratio of the variance of the two covariates in the treated group to the variance of the same covariates in the control group almost shrank to 1.

```
/ *
qui count
local n = r (N)
qui summ CPM
local pc = r (mean) * 100
qui summ SCPM
local ps = r (mean) * 100
qui summ SCPM if Female = = 1
local pswife = r (mean) * 100
qui summ SCPM if Female = = 0
local pshus = r (mean) * 100
qui summ Urban
local purban = r (mean) * 100
qui summ Emp
local pemp = r (mean) * 100
qui summ Religion
local prel = r (mean) * 100
qui summ Vote
local pvote = r (mean) * 100
```

capture putdocx clear

putdocx begin

putdocx paragraph, halign（left）

putdocx textblock begin

Table 2 lists the descriptive statistics of the variables. There were < < dd_docx_display：%6. 0fc 'n' > > observations, in which the wives and husbands had an almost equal share. In the sample, < < dd_docx_display：%5. 2f 'pc' > >% had the CPC identity, among which, the male – to – female ratio was approximately 3. Further, < < dd_docx_display：%5. 2f 'ps' > >% had CPC spouses, among which, the female – to – male ratio was approximately 2. 92. . . . As a consequence, the proportion of wives who have CPC husbands（< < dd_docx_display：%5. 2f 'pswife' > >% in the wife sample）is much larger than that of the husbands who have CPC wives（< < dd_docx_display：%5. 2f 'pshus' > >% in the husband sample）. The demographic variables demonstrated that < < dd_docx_display：%5. 2f 'purban' > >% resided in urban areas, < < dd_docx_display：%5. 2f 'pemp' > >% were employed, < < dd_docx_display：%5. 2f 'prel' > >% had religious beliefs, and < < dd_docx_display：%5. 2f 'pvote' > >% never voted in village committee elections. . .

putdocx textblock end

putdocx save mytext, replace

putdocx append mydoc mytext, saving（myall）replace

*/

hist Lninc

（bin =41, start =0, width =. 3369637）

. graph export lnhist. png, replace

（file lnhist. png written in PNG format）

. capture putdocx clear

. putdocx begin

. putdocx paragraph, halign（center）

. putdocx image lnhist. png, width（4）height（3）

. putdocx save mydoc, append

/ * - - - - - - - -4. 2 - - - 模糊断点回归模型 - - - - - - - - - */

. use "E： \ 360MoveData \ Users \ wangxiquan \ Desktop \ 2020 年书稿及论文 \ 最终版的 STATA 程序与数据 \ 生成数据 \ CGSS_all20200610. dta", clear browse　　　　　　　　　/*－－－－浏览数据－－－－*/

des　　　　　　　　/*－－－－了解变量的含义－－－－*/

ssc install rd, replace　　　/－－－－安装 rd 命令包－－－－－－*/

/*－－－－－－－rd－－－－－－－－－－－－－－－－－

rd outcomevar［treatmentvar］assignmentvar［if］［in］［weight］［, options］

outcomevar：结果变量。

treatmentvar：处理变量。若忽略处理变量 treatmentvar，则默认为【精确断点】回归，且根据分组变量 assignmentvar 来计算处理变量，若 assignmentvar $> = z0$，则 treatmentvar $= 1$，反之等于 0。

assignmentvar：分组变量 Z。

－－－－选项－－－－

mbw（numlist）：指定最优窗宽的倍数，默认为 mbw（100，50，200），即最优窗宽的 1，0.5，2 倍进行局部线性回归。

z0（real）：断点位置，默认为 z0（0），即原点。

strineq：当 assignmentvar 严格大于 z0 时，treatmentvar $= 1$，反之等于 0。

covar（varlist）：指定加入局部线性回归的控制变量。

x（varlist）：检验这些控制变量在断点处是否存在跳跃。

ddens：要求计算分组变量 Z 密度的断点。

s（stubname）：要求估计结果保存为以 stubname 为开头的新变量。

graph：根据所选的每一窗宽，画出对应的局部线性回归图。

noscatter：不画散点图。

cluster（varlist）：方差协方差稳健估计。

scopt（string）：为散点图提供选项列表。

lineopt（string）：为多个重叠的直线提供选项列表。

n（real）：指定在计算局部线性回归的点的个数。

bwidth（real）：局部线性回归的窗宽。默认使用 Imbens and Kalyanaraman（2009）给出的最优窗宽估计。

bdep：画断点回归估计量与窗宽的图形，分析断点回归估计量对窗宽的依赖程度。

oxline：在 bdep 画出的图的最优窗宽上画一条直线，方便识别。

bingraph：画箱图而非散点图。

binvar（varname）：指定变量取计算箱（binned means）。
kernel（rectangle）：使用矩形核（均匀核），默认使用三角核。
————————————————————————————*/

//生成断点所需要的季节断点
egen birth = rowtotal（a301 a3a）//变量合并，这是个技能
egen birthm = rowtotal（a302 a3b）//变量合并，这是个技能
mvdecode birth, mv（−1/−8 =.）//数据清洗
recode birthm（1/3 = 1）（4/6 = 2）（7/9 = 3）（10/12 = 4），gen（quarter）//生成季度
gen quarter1 = yq（birth, quarter）//计算季节
format quarter1 % tq
list birth quarter quarter1 in 1/8, sepby（birth）　　//check your data
tab quarter1
gen qd = quarter1 − tq（1972q3）
sort qd
list quarter1　qd//原创
tab qd

// −−1−1−−McCrary（2008）检验分组变量的密度函数在断点处是否连续。
　　　　　依此判断，是否为【内生分组】问题。———————*/

/* −−−【注意】需要安装 DCdensity 命令包，并复制到 C：\ ado \ plus −−*/
*下载地址：https：//eml. berkeley. edu/ ~ jmccrary/DCdensity/

DCdensity　qd, breakpoint（0）generate（Xj Yj r0 fhat se_fhat）///
　　　　　　　　graphname（testrd. png）

. capture putdocx clear
. putdocx begin
. putdocx paragraph, halign（center）
. putdocx image testrd. png, width（4）height（3）
. putdocx paragraph, halign（center）
putdocx text（"图1：检验分组变量的密度函数在断点处是否连续"），bold

. putdocx save chapterRDD, replace

shellout chapterRDD. docx

* 若不拒绝原假设，说明无内生分组，可以考虑进行断点回归。
* 否则，不可进行断点回归。
* 此处，检验不存在内生分组，故【继续】下面的操作。

/ * − − 1 − 2 − − 判断是【精确断点】回归还是【模糊断点】回归？ − − − * /
//有没有上初中，这是断点
tab Edu
recode Edu （0 = 1）（1 = 0）（else = 1），gen（junior）
    gen   newj = （qd > = 0）

    tabulate junior newj   if Female = = 1

* 或者，等价于
    gen xw = newj − junior
    l xw

* 此处，分组变量 d 的断点是 0，生成新虚拟变量 newjunior。
* 因此，若 newjunior 与处理变量 junior 完全相等（即 newjunior − junior 全部等于 0）。
* 则属于精确断点回归；否则，属于模糊断点回归。
* 此处，是【精确断点】回归，故应该采用精确断点回归进行分析。

/ * − − 2 − − 【模糊断点】回归 − − − − − − − − − − − − − − − − − − * /
/ * − − − − − − 由于处理变量 junior【完全】由分组变量 qd 是否大于等于 0 决定，若在 rd 命令中省略处理变量 junior 或者采用 junior 都是精确断点回归，在实证分析中，如果处理变量真的不完全由分组变量所决定。
* 那就不需要进行下面的随机生成新处理变量的命令。
//set seed 12345
//g byte newj = cond（uniform（） < . 1, 1 − junior, junior）

*【结果】显示 newj 与 junior 相关，但不完全相等。
* 说明 newj 不完全由分组变量 d 所决定。满足模糊断点回归的条件。

－－2－1－－选择【最优窗宽】：设置不同窗宽，通过图形选择－－－－*/

*注意：选择最优窗宽时，可以考虑加协变量进行选择。大家自己尝试。

*从默认的 3 种窗宽 mbw（100，50，200）中，选一个最优的。

global xlist   SCPM CPM Emp SEmp Edu SEdu Lninc SLninc SHouse Religion Ur-
ban///

Health Social Vote Age Marry_better Learn Class Manage_position Econd fedu f1 f2 f3
medu m1 m2 m3 marr ming hukou party sc1 sc2   sc4

des MYMxlist

　　rd Happ   qd, gr bdep oxline if Female ＝＝1

*从 25～300，间隔为 5 中，选一个最优的。

　　rd Happ   qd, mbw（25（5）300）bdep ox if Female ＝＝1

*含协变量情形，从 25～300，间隔为 5 中，选一个最优的。

　　rd Happ   qd, mbw（25（5）300）covar（MYMxlist）bdep ox if Female ＝＝1

*　此处，含有无协变量情形，最优窗宽都是 105，选 100 也可以的。

　　rd Happ   qd, mbw（25（5）300）bdep ox if Female ＝＝1

/*－－2－2－－【检验】协变量是否在断点处，存在跳跃－－－－*/

　　rd Happ   qd, mbw（200）x（MYMxlist）

*检验结果表明，变量 f1 的 P 值小于 0.05，

*说明变量 f1 在断点处存在跳跃，故剔除（注意内生性问题）。

*故，【继续】下面的操作。

　　global xlist   SCPM CPM Emp SEmp Edu SEdu Lninc SLninc SHouse
Religion Urban

///

Health Social Vote Age Marry_better Learn Class Manage_position Econd fedu   f2 f3
medu m1 m2 m3 marr ming hukou party sc1 sc2   sc4

des MYMxlist

　　rd Happ   junior qd, gr mbw（100）covar（MYMxlist）if Female ＝＝1

　　estimates store RD1

　　注：本代码是在充分参考唐丽娜、王群勇、连玉君、张华节和《中国工业经济》及人大经济论坛的相关资料基础上独立编写的，在此表示感谢！尤其感谢南开大学王群勇提供的 ado 文档简化了动态文档的复杂性。感谢唐丽娜在数据清洗

方面提供了完备的代码清单。参考了连玉君和张华节的断点回归原代码，感谢连享会和吴雄博士的直接帮助。

附录2　部分访谈内容和记录

1. 对医院女护士的访谈

在我国，由于医疗体制改革进行得并不顺利，医患关系日趋紧张，护士作为和患者接触时间较长的群体，他们的工作状态以及工作效率影响着医疗环境以及医疗水平，所以护士的职业幸福感对我国医疗队伍的稳定有着很大的影响，因此我将采访一位在医院从事护士岗位十余年的王女士，通过对她的采访来分析影响护士幸福感的因素和提高护士幸福感的途径，以下是我们的采访内容：

问：您好王女士，非常抱歉要占用您一部分宝贵的休息时间，我们想对您进行一个小型的访谈来了解一下影响当代护士职业幸福感的因素以及如何提高护士的职业幸福感。

答：好的，没问题，非常荣幸能够作为护士的代表来阐述我个人的想法和意见。

问：那我们开始进入正题，第一个问题：请问王女士您每天的工作时长大约是多少，中途有多少的休息时间？

答：按照正常的上班时间是从早上的八点到晚上的五点，但是由于我们这个职业存在很大的不固定性，所以我们经常早上七点多就到医院开始工作，有时会加班到晚上的八九点钟，医院的工作节奏是非常快的，我们基本上没有太多的休息时间，偶尔会让自己坐下来放松一下。

问：这么高强度的工作压力，您会感觉到有一些疲劳吗？那么，您会通过怎样的方式去缓解疲劳呢？

答：是的，经常会感觉到身体在超负荷工作。像今天的话由于我在做采访，所以就会有其他的护士替我去照顾那些患者，等到访谈结束我就会代替她继续照顾，我们经常会通过像这样轮换的方式来减轻压力，让自己不要过度疲劳。

问：由于您经常加班晚归，您的家人是否予以理解和支持呢？这对您的家庭和睦与幸福是否有一定的影响呢？

答：我这样的工作状态与家人相处的时间的确是不多。我的孩子已经上小学六年级了，正面临着不小的学习压力，我没法给她提供学习上的帮助，但好在女儿非常懂事，基本上不需要我操心。我的爱人也相当支持和赞同我的工作，每当我忙碌时，他都会主动挑起家里的重担从不抱怨。所以，我觉得相处的时间并不会太影响我们家庭的幸福感，虽然时间很少，但我们一家人一直都相处得很和睦，我也会尽力多抽出时间和他们沟通与交流。

问：看来您的家庭氛围的确非常和谐，那么在您从事这个岗位的十余年里，您觉得您收获了职业的幸福感吗？如果有，那么您的幸福感在下降吗？

答：就我个人而言，在我从事这个行业的十余年间，我和医院的许多医生一同拯救了多条鲜活的生命，也一同迎接了好多小生命的到来，这其中有感动也有心酸，是护士这个职业让我对生命有了更加清晰的认识，这个职业虽然辛苦但是让我拥有了无限的幸福感，每当有患者在我的帮助下顺利康复的时候，他们眼睛里闪烁的光芒是我最幸福的瞬间，我觉得幸福感并不会因为时间的推移而减少，因为热爱，你就会拥有永恒的幸福感。

问：您这样的心态真的是我们大家都应该学习的，那么平时在生活和在工作中您是怎样来提高自己的幸福感呢？

答：提高幸福感其实很简单，因为幸福感是一种感觉，它应该是由内而外的那种感受，我们常常去追寻一些过于实质化的东西而忽略一些最简单但又最容易让自己快乐的东西，在生活上和家人一起聊聊天，在休息的时候和他们一起做一顿饭，甚至只是说一句我爱你，都可以让你变得幸福。在工作上与患者良好沟通，对他们认真负责，与同事和平相处，礼貌待人，这些点点滴滴都可以汇聚成幸福的源泉，相信热爱生活的人一定会找到属于自己提高幸福感的方法的。

问：今天的访谈到此结束，感谢您的配合，谢谢！

2. 对药品制造行业女性人力资源主管的访谈

在某药品生产制造企业担任 HR 的施女士（35 岁），访谈内容如下：

问：如果给您目前的主观幸福感打个分（1～10），您会打几分？

答：9 分。

问：您认为您的主观幸福感主要来自哪里？是稳定的收入、活跃的社交关系还是家庭？

答：目前阶段我的幸福感很大程度上来自家庭，当然稳定的收入也是让我安心的基础。平时周末和闺蜜们出去逛逛街也很开心。

问：您的工作环境如何？和同事之间的关系怎么样？

答：我的工作环境不是特别严肃的那种，和同事之间都是朋友，我怀孕的时候大家都很照顾我，会帮我分担工作。

问：您目前有还房贷的压力吗？

答：没有，在买房上我们的父母给了很大支持。

问：您对目前的生活状况满意吗？

答：我挺满意的，父母身体健康，生活水平小康。目前的生活重心会更加偏向我的儿子，希望他身体健康，快乐长大。

3. 在某知名企业工作一年的徐女士（26 岁），访谈内容如下：

问：如果给您目前的主观幸福感打个分（1~10），您会打几分？

答：7 分吧。

问：您认为您的主观幸福感主要来自哪里？

答：一些生活上的小细节吧，如涨了工资、和朋友们的聚会、看了一场好看的电影、工作上得到领导的赞赏等都会给我带来幸福感。

问：那您觉得是什么削弱了幸福感呢？

答：那肯定是工作压力了，我毕业后留在了南京工作，虽然好不容易进了心仪的公司，但是压力挺大的，很怕做不好，有很多东西要学。而且留在大城市，消费水平比较高，支出也大。

问：您的工作环境如何？和同事之间的关系怎么样？

答：我的工作环境就正常办公室氛围吧，没有很难相处的那种人。和大部分同事之间关系都蛮好的，至少我觉得没有很钩心斗角的电视剧情节吧。但是和同事的相处肯定不像朋友那样可以交心，毕竟还是存在竞争关系的。

问：您的压力或者消极情绪主要来自哪里？会怎么排解呢？

答：工作吧，做得不好的地方被上级训斥，总是要加班等这些身体和精神上的压力都挺让人沮丧。肯定不想让父母担心，报喜不报忧嘛。更多是自己消化或者跟要好的朋友倾诉。

综上访谈，施女士属于"80 后"的中年白领，在本地工作，经济方面稳定还有父母支持。夫妻关系和睦，这些都是她幸福感的来源。而"90 后"的徐女士反映了大部分年轻白领的现状，工作正处于上升期，虽然压力大但是有目标，对未来有希望，有干劲。相比更加注重家庭的施女士，徐女士的幸福感更多来自薪酬待遇的提升和社交关系。

4. 对流水线女工的访谈一

访谈主题：调查当代流水线女工的幸福感程度

访谈对象：某流水线女工

访谈地点：江苏省扬州市某皮鞋生产厂

访谈时间：2020 年 4 月 15 日

访谈时长：30 分钟

问：请问您的年龄是？

答：35 岁。

问：请问您从事流水线工作多久了？

答：快 20 年了吧。

问：请问您为什么会选择这个行业？

答：因为学历的限制，家庭环境比较差，没办法上学，上到初中就辍学了，家里还有一个妹妹，所以出来工作比较早。

问：请问您对自己从事的行业有什么看法呢？会不会偶尔感到很厌烦？

答：都习惯了，也是没办法，无奈也没用。

问：请问您平时会加班吗？您是为了加班费加班，还是被迫加班？

答：以前经常加班，现在制度好多了，不怎么加班，偶尔加班也是想多挣几个钱。

问：请问您一天的睡眠时间是多少，您睡的充足吗？

答：大概七个小时吧，有的时候真的累，不过时间久了觉得还好。

问：请问您是否已婚？您与爱人相伴多长时间了？

答：我二十岁就结婚啦，那时候人结婚早，我家那位也是在镇上厂里认识的，跟我也差不多，那学历太高、家庭太好的我也不敢跟人家处啊是不是？

问：请问您有孩子吗？

答：有啊，我有一个儿子和一个女儿，都还在上学呢，希望他们能有出息，以后过得比我们好。

问：请问您会经常遇到家庭矛盾吗？

答：这还好吧，我跟我老公工作都辛苦，回家也累，互相体谅吧。

问：您和厂里这些工友关系好吗？

答：挺好的啊，我们都熟，基本都在这厂里工作好多年了。

问：您平时在厂里做工的时候，心情如何？

答：每天都平平淡淡吧，谈不上什么心情好不好的。

问：请问您的这份工作最让自己满意的是哪点？

答：工作比较稳定吧，虽然工资比不上外面那些大单位，但压力还是比较小的。

问：请问您的这份工作最让自己不满意的是哪点？

答：太枯燥了吧，也没什么意思。

问：请您给自己的幸福感打个分吧

答：满分 10 分的话，我就给自己打个 6 分吧，可能没那么幸福，但也马马虎虎，说得过去。

5. 对流水线女工的访谈二

问：作为一名女性，您日常一定"扮演"一个或多个角色，如母亲、妻子、女儿等，您认为自己"扮演"得是否成功？

答：作为母亲，虽然我不能给我的孩子提供超过其他孩子的物质条件，但是我尽力让我的孩子享有绝大多数孩子应该有的条件，并且尽心教导他长大成人，也许我的教育方式不是最好的，但同样的，他已经长成了一个善良且健康的大人，我觉得我很满意。作为女儿，我是愧疚的，因为我知道我不够优秀，不能给父母的生活条件添砖加瓦，不能成为他们向别人炫耀的资本。作为妻子，我觉得我能够平衡好家庭与工作之间的关系，照顾好家人的饮食起居，并且大半个重心都是倾向家庭的。

问：您面对的职场挑战有哪些？介意说说您的经历与故事吗？

答：工作是很单调的一件事，也是极其需要技术和耐心的事情，作为一个刚刚高中毕业的人，我是真的什么都不会干，所以厂里安排前辈教我们这些新职员。但是你知道的，所谓"教会徒弟饿死师傅"，前辈们不可能手把手教你并且处处细致教导，肯教就不错了。我记得有一个同时期的同事，他觉得自己学会了，就要"出师"，当时规定学徒半年期间没有工资的，所以他去找领导要提前出师，没有人阻拦他，最后他也因为技术不精而干不下去了。但是我没有，我知道要学的东西还有很多，所以我很耐心地学了半年，也学到了很多。每份工作其实都有风险的，有一次有个零件就在我的脖子上划了一道差不多8厘米的伤口，现在还在呢。

问：您平时有什么休闲娱乐活动吗？为什么喜欢做这些事情？

答：看小说、刷视频、斗地主、看电视剧。因为这些都很有意思，可以在无聊的时候打发时间，而且花费的代价很小，适合我。

问：对您来说，工作的意义是什么？

答：工作只是谋生的一种手段，我通过工作来挣到维持日常开销的钱，为我的丈夫减轻养家的负担，提升家人的生活条件。

问：你觉得自己幸福的程度可以打多少分？说说原因吧。

答：满分10分的话就打6分吧，因为我还没有过到我想要过的生活，住上大房子，储蓄充足，我还在为之努力。然后其他的话，儿女孝顺，生活如意，所以就基本及格吧。

问：您觉得职业女性在当前社会中的地位是怎样的？

答：现在已经很少看到性别歧视了，职业女性基本达到经济独立了，我们就应该给予支持和尊重的态度。

6. 对从事运营工作女性的访谈

在某互联网媒体平台工作的傅女士（26岁），访谈内容如下：

问：请问您现在从事什么工作，工作多久了，平时工作强度大吗？

答：运营工作，1年，工作强度非常大。

问：浅谈您对幸福的理解。

答：现阶段可能还是事业有成吧，初入职场，太多东西要学，太多不顺心要消化，工作能填补我感情上的空缺。可能几年后，等一切都稳定下来，我或许会觉得简单就是幸福，稳定的工作，美满的家庭，这便是最好的幸福。

问：工作对你而言是否是幸福的呢，具体体现在哪些方面？工作压力又是否削弱了您的幸福感呢？

答：既幸福又不幸，幸福可能多一点，最幸福的时刻肯定是休息放假的时候啊，加班当然都是不开心的，但是也能获得相应的提成奖励，挺矛盾的，当然这只是我的观点。

问：家庭与工作，您觉得哪个更重要，又如何看待这两者的平衡关系？

答：工作重要，因为我暂时还没有家庭的困扰，毕竟自己还不稳定，暂时也不会考虑这方面的问题。如果以后你问我这个问题，我也会觉得工作重要，女孩子嘛，一定要经济独立的，自信自强才有资本去选择。家庭这个问题，至于小孩什么的，以后再说。

问：作为女性，是否如同很多人所想的那样会在工作上受到歧视，您是否有过这样的情况？如果有，您如何看待这种现象？

答：我不知道大部分职场女性是什么样的，但是像我这个年纪的女孩，一定要选择一个十分靠谱的工作，毕竟什么样人都有，我就曾遭受过上司的骚扰，后来辞职了，保护自己十分重要。至于工作上的歧视，只要自己的实力够强，不会有人敢质疑你的实力。

问：您在工作过程中是否经常遇到烦恼，大多是哪些方面的，又是如何消化这些情绪的呢？

答：什么样的烦恼都有，工作没有按时完成、上班迟到被扣全勤奖、无期限的加班，等等，消化不良情绪的方式一般是去 KTV 唱歌，宣泄出来也就差不多了，第二天继续加油工作。

问：如果要对您现在的状况进行一个主观幸福感的评分，您觉得多少比较合适，能够符合您现如今的状态？

答：6 分，说不上有多幸福，每天都很忙，很少有时间过自己的生活，想放松只能抽空给自己加油打气，我不是一个很爱倾诉的人，刚刚进入职场，也不太愿意向父母诉苦，不想让他们担心，就只能自己忍着。真要说幸福感的话，工作之后的成就感算吗？

7. 对女性软件工程师的访谈

女，28 岁，未婚，软件工程师，就业于上海某家公司。

问：您好，请问您现在的生活是否有压力，或者说如果请您对目前生活的幸福感打分，满分是 10 分的话，您会打多少分呢？

答：7 分吧，你们大概也能想到，女程序员一直以来是不怎么被大众看好的，程序员也一般都是男性做的工作，每天还要不定时地加班熬夜，会把皮肤和身体弄得很差，睡眠也不是很好，除此以外，这份工作还是可以接受的。主要是家庭方面有些压力，因为虽然当一名软件工程师，周围会有很多男生，但空闲时间毕竟就那么多，也没那闲心去谈恋爱，但家里却是一直催着，回家过年吧，还被赶着去相亲，有时觉得挺有压力的。而且，因为我是二本院校本科毕业的，这工作赚的也就这么多，家里还有个弟弟在上高中，马上也要毕业上大学了，爸妈也没有太多的收入，所以，家里的经济重担就落在我头上了，这让我感觉到了些压力。

问：有这些压力存在，但您依旧给幸福感打了 7 分，有哪些方面会让您觉得自己幸福了呢？

答：或许有一部分原因是因为我天性乐观吧，哈哈哈，尽管有这些压力，但生活得照常，不能被它影响啊，而且有时候我会想，这或许就是老天给我的考验吧，但我可以把它转变成我工作的动力啊，这样想着心里也会觉得轻松些，工作起来也有劲。平常空闲了，我会一个人出去转转，放松放松，和同事们一起聚聚餐，日子过得平常但也惬意。

（注：文中使用了化名和符。）

附表 1　描述性统计

Variable	Definition
Happ	生活中的幸福水平（1 = 非常不幸福，2 = 相对不幸福，3 = 相对幸福，4 = 非常幸福）
Life_Satisfaction	生活满意度（1 = 非常不满意，2 = 相对不满意，3 = 相对满意，4 = 非常满意）
SCPM	你的配偶是否 CPC 成员（1 = 是，0 = 否）
CPM	你是否 CPC 成员（1 = 是，0 = 否）
Emp	你是否已就业（1 = 已就业，0 = 失业）
SEmp	你的配偶已就业（1 = 已就业，0 = 失业）
Edu	受教育水平（1 = 文盲，2 = 小学及以下，3 = 初中，4 = 高中及相同水平，5 = 大学文凭，6 = 学士及以上）
SEdu	你配偶的受教育水平（1 = 文盲，2 = 小学及以下，3 = 初中，4 = 高中及相同水平，5 = 大学文凭，6 = 学士及以上）
Lninc	年总收入对数
SLninc	配偶年总收入对数
SHouse	所居住房屋的产权属于你的配偶（1 = 是，0 = 否）

续表

Variable	Definition
Religion	1 = 宗教人士，0 = 无神论者
Urban	1 = 城市，0 = 农村
Health	健康状态（1 = 不健康，2 = 一般，3 = 相对健康，4 = 非常健康）
Fairness	整体社会公平观，你认为社会公平吗（1 = 不公平，2 = 中立，3 = 公平）
Social	空闲时间的社交互动频率（1 = 很少，2 = 有时，3 = 经常）
Vote	如果你在上一次村委会选举中投票（1 = 是，0 = 否），则参与投票
Age	以年为单位的年龄
Marry_Better	如果你同意良好的婚姻更好（1 = 是，0 = 否）
Learn	如果有空闲时间，则在空闲时间学习（1 = 是，0 = 否）
Class	你的社会地位水平（1~6），值越大表示社会地位越高
Manage_Position	如果你是工作单位的中层或高级经理（1 = 是，0 = 否）
Econd	如果家庭经济状况高于平均水平（1 = 是，0 = 否）
S_Urban	你的配偶有城市户籍（1 = 是，0 = 否）
S_Moreedu	你的配偶的受教育程度比你高（1 = 是，0 = 否）
S_Moreinc	你的配偶年收入比你多（1 = 是，0 = 否）
SPhouse	配偶的父母拥有年轻夫妇房屋的产权（1 = 是，0 = 否）
FCPM	你的父亲是 CPC 成员（1 = 是，0 = 否）
MCPM	你的母亲是 CPC 成员（1 = 是，0 = 否）
Funit	14 岁时你的父亲在政府机构工作（1 = 是，0 = 否）
fedu	父亲的受教育程度［-8 = 无法回答，-3 = 拒绝回答，-2 = 不知道，-1 = 不适用，1 = 没有受过任何教育，2 = 私塾、扫盲班，3 = 小学，4 = 初中，5 = 职业高中，6 = 普通高中，7 = 中专，8 = 技校，9 = 大学专科（成人高等教育），10 = 大学专科（正规高等教育），11 = 大学本科（成人高等教育），12 = 大学本科（正规高等教育），13 = 研究生及以上，14 = 其他］
f1	父亲的政治面貌［-8 = 无法回答，-3 = 拒绝回答，-2 = 不知道，-1 = 不适用，1 = 群众，2 = 共青团员，3 = 民主党派，4 = 共产党员］
f2	14 岁时父亲的行政级别（-8 = 无法回答，-3 = 拒绝回答，-2 = 不知道，-1 = 不适用，0 = 没有担任任何行政职务，1 = 无级别，2 = 股级，3 = 副科级，4 = 正科级，5 = 副处级，6 = 正处级，7 = 副司局级及以上）
f3	14 岁时父亲的单位所有制［-8 = 无法回答，-3 = 拒绝回答，-2 = 不知道，-1 = 不适用，1 = 党政机关，2 = 企业，3 = 事业单位，4 = 社会团体、居/村委会，5 = 无单位/自雇（包括个体户），6 = 军队，7 = 其他］

Variable	Definition
medu	母亲的受教育程度［-8=无法回答，-3=拒绝回答，-2=不知道，-1=不适用，1=没有受过任何教育，2=私塾、扫盲班，3=小学，4=初中，5=职业高中，6=普通高中，7=中专，8=技校，9=大学专科（成人高等教育），10=大学专科（正规高等教育），11=大学本科（成人高等教育），12=大学本科（正规高等教育），13=研究生及以上，14=其他］
m1	母亲的政治面貌（-8=无法回答，-3=拒绝回答，-2=不知道，-1=不适用，1=群众，2=共青团员，3=民主党派，4=共产党员）
m2	14岁时母亲的行政级别（-8=无法回答，-3=拒绝回答，-2=不知道，-1=不适用，0=没有担任任何行政职务，1=无级别，2=股级，3=副科级，4=正科级，5=副处级，6=正处级，7=副司局及以上）
m3	14岁时母亲的单位所有制［-8=无法回答，-3=拒绝回答，-2=不知道，-1=不适用，1=党政机关，2=企业，3=事业单位，4=社会团体、居/村委会，5=无单位/自雇（包括个体户），6=军队，7=其他］
marr	婚姻状况（-8=无法回答，-3=拒绝回答，-2=不知道，-1=不适用，1=未婚，2=同居，3=初婚有配偶，4=再婚有配偶，5=分居未离婚，6=离婚，7=丧偶）
ming	民族（-8=无法回答，-3=拒绝回答，-2=不知道，-1=不适用，1=汉，2=蒙，3=满，4=回，5=藏，6=壮，7=维，8=其他）
hukou	户口（-8=无法回答，-3=拒绝回答，-2=不知道，-1=不适用，1=农业户口，2=非农业户口，3=蓝印户口，4=居民户口（以前是农业户口），5=居民户口（以前是非农业户口），6=军籍，7=没有户口，8=其他）
party	政治面貌（-8=无法回答，-3=拒绝回答，-2=不知道，-1=不适用，1=群众，2=共青团员，3=民主党派，4=共产党员）
sc1	社会资本中的结构资本（-8=无法回答，-3=拒绝回答，-2=不知道，-1=不适用，1=非常不同意，2=比较不同意，3=说不上同意不同意，4=比较同意，5=非常同意）
sc2	社会资本中的结构资本2（-8=无法回答，-3=拒绝回答，-2=不知道，-1=不适用，1=几乎每天，2=一周1到2次，3=一个月几次，4=大约一个月1次，5=一年几次，6=一年1次或更少，7=从来不）
sc4	社会资本中的信任资本2（-8=无法回答，-3=拒绝回答，-2=不知道，-1=不适用，1=完全不公平，2=比较不公平，3=说不上公平但也不能说不公平，4=比较公平，5=完全公平）

资料来源：笔者根据CGSS2010~2015年的数据整理而得。

附表2 描述性统计

	N	sd	min	max
Happ	51438	0.800	1	4
Life_Satisfaction	11403	0.860	1	4
SCPM	40926	0.450	0	1
CPM	51397	0.470	0	1
Emp	51544	0.480	0	1
SEmp	40922	0.470	0	1
Edu	51518	1.400	1	6
SEdu	40870	1.320	1	6
Lninc	46418	3.240	0.000	13.820
SLninc	36422	3.400	0.000	13.820
SHouse	45866	0.450	0	1
Religion	51414	0.330	0	1
Urban	28380	0.480	0	1
Health	51519	1.030	1	4
Fairness	51408	0.870	1	3
Social	51469	0.810	1	3
Vote	49155	0.500	0	1
Age	51569	16.290	17	104
Marry_better	45677	0.500	0	1
Learn	51404	1.080	1	5
Class	51304	1.460	1	6
Manage_position	19887	0.440	0	1
Econd	51365	0.490	0	1
S_urban	40900	0.500	0	1
S_moreedu	51574	0.490	0	1
S_moreinc	51574	0.500	0	1
Sphouse	50391	0.200	0	1
FCPM	50714	0.460	0	1
MCPM	50937	0.420	0	1
Funit	30111	0.310	0	1
fedu	49540	2.470	1	14

	N	sd	min	max
f1	50714	1. 380	1	4
f2	25237	0. 910	0	7
f3	30827	1. 370	1	7
medu	50157	2. 000	1	14
m1	50937	1. 260	1	4
m2	21468	0. 580	0	7
m3	26367	1. 080	1	7
marr	51539	1. 340	1	7
ming	51502	1. 480	1	8
hukou	51568	1. 050	1	8
party	51397	1. 320	1	4
sc1	51486	1. 030	1	5
sc2	50358	1. 620	1	7
sc4	51408	1. 060	1	5

附表 3　T 检验表

varname	obs（0）	mean（0）	obs（1）	mean（1）	mean – Diff	t
Happ	6025	2. 893	6885	2. 806	0. 087 ***	6. 111
Health	6025	2. 599	6885	2. 603	– 0. 005	– 0. 265
Urban	6025	0. 621	6885	0. 641	– 0. 020	– 2. 393
Inc	6025	20891. 595	6885	17068. 298	3823. 298 ***	5. 880
Edu	6025	3. 058	6885	2. 980	0. 078 **	3. 031

资料来源：CGSS2010 ~ 2015 年数据库。

附表 4　幸福感 ologit 回归方程

变量	女性		男性	
	NonUrban_women	Urban_women	NonUrban_man	Urban_man
Emp	– 0. 119	– 0. 253 **	0. 182	0. 031
	(0. 107)	(0. 095)	(0. 122)	(0. 111)
Edu	0. 110 *	0. 036	0. 161 ***	0. 050
	(0. 052)	(0. 035)	(0. 050)	(0. 031)

续表

变量	女性		男性	
	NonUrban_women	Urban_women	NonUrban_man	Urban_man
Lninc	−0.013	0.016	0.027	0.052***
	(0.013)	(0.011)	(0.021)	(0.016)
Religion	0.234	0.246*	0.320+	0.340**
	(0.145)	(0.119)	(0.164)	(0.131)
Health	0.436***	0.546***	0.378***	0.477***
	(0.051)	(0.043)	(0.055)	(0.045)
Fairness	−0.336	0.103	0.112	0.183
	(0.220)	(0.172)	(0.214)	(0.161)
Social	0.206***	0.138**	0.121*	0.196***
	(0.063)	(0.045)	(0.060)	(0.048)
age	−0.010	−0.026+	−0.016	−0.062***
	(0.019)	(0.014)	(0.019)	(0.015)
age^2	0.000	0.000**	0.000	0.001***
	(0.000)	(0.000)	(0.000)	(0.000)
fedu	0.059+	−0.002	−0.025	0.001
	(0.030)	(0.018)	(0.029)	(0.018)
f1	−0.072	−0.020	−0.042	−0.014
	(0.060)	(0.032)	(0.059)	(0.031)
f2	0.005	−0.011	−0.117	0.019
	(0.123)	(0.038)	(0.082)	(0.041)
f3	−0.065	−0.041	−0.132*	−0.003
	(0.063)	(0.036)	(0.065)	(0.035)
medu	−0.016	0.024	0.037	0.038+
	(0.044)	(0.022)	(0.040)	(0.023)
m1	0.250*	−0.021	−0.117	0.095+
	(0.121)	(0.051)	(0.120)	(0.056)
m2	0.261	−0.065	−0.059	0.021
	(0.213)	(0.071)	(0.114)	(0.073)
m3	−0.039	0.022	0.063	−0.071+
	(0.093)	(0.039)	(0.092)	(0.039)

变量	女性		男性	
	NonUrban_women	Urban_women	NonUrban_man	Urban_man
marr	−0.072 +	−0.095 **	−0.040	0.005
	(0.041)	(0.032)	(0.048)	(0.041)
ming	0.025	0.021	−0.048	−0.013
	(0.026)	(0.030)	(0.029)	(0.032)
hukou	−0.022	0.097 **	0.006	0.032
	(0.067)	(0.033)	(0.078)	(0.033)
party	0.084	0.019	0.001	−0.018
	(0.091)	(0.033)	(0.047)	(0.027)
sc1	0.210 ***	0.196 ***	0.217 ***	0.251 ***
	(0.054)	(0.039)	(0.054)	(0.041)
sc2	−0.078 **	0.025	−0.055 +	−0.018
	(0.029)	(0.020)	(0.032)	(0.022)
sc4	0.884 ***	0.357 *	0.482 *	0.379 **
	(0.204)	(0.156)	(0.194)	(0.145)
N	2238	3675	2229	3576
r2_p	0.115	0.093	0.099	0.116

注：+、*、**、*** 分别表示在 10%、5%、1%、0.1% 水平上显著。

附表 5　生活满意度的 ologit 回归方程

变量	女性		男性	
	NonUrban_women	Urban_women	NonUrban_man	Urban_man
Emp	−0.347	−0.798 ***	−0.542	−0.329
	(0.308)	(0.175)	(0.332)	(0.204)
Edu	0.214 *	−0.119 +	0.048	−0.013
	(0.102)	(0.062)	(0.109)	(0.058)
Lninc	−0.012	0.039 *	0.003	0.053 +
	(0.038)	(0.020)	(0.065)	(0.030)
Religion	0.543	0.110	−0.603	−0.046
	(0.394)	(0.203)	(0.411)	(0.244)

续表

变量	女性		男性	
	NonUrban_women	Urban_women	NonUrban_man	Urban_man
Health	0.083	0.531 ***	0.183	0.411 ***
	(0.119)	(0.072)	(0.114)	(0.071)
Fairness	−0.154	−0.050	0.004	0.198
	(0.429)	(0.278)	(0.487)	(0.234)
Social	−0.072	0.124	0.161	0.237 **
	(0.171)	(0.090)	(0.153)	(0.086)
age	0.106 *	−0.016	0.002	−0.028
	(0.046)	(0.023)	(0.041)	(0.024)
age^2	−0.001	0.000 +	0.000	0.001 **
	(0.000)	(0.000)	(0.000)	(0.000)
fedu	0.054	0.003	0.070	0.043
	(0.070)	(0.030)	(0.069)	(0.033)
f1	−0.092	0.082	0.062	0.018
	(0.118)	(0.065)	(0.113)	(0.056)
f2	0.047	0.090	0.036	−0.002
	(0.134)	(0.067)	(0.111)	(0.071)
f3	0.001	−0.121 +	−0.142	0.054
	(0.113)	(0.066)	(0.104)	(0.056)
medu	−0.092	0.044	0.036	−0.067 +
	(0.088)	(0.037)	(0.080)	(0.038)
m1	0.170	−0.098	−0.617 ***	0.027
	(0.212)	(0.088)	(0.162)	(0.094)
m2	0.093	−0.154	−0.309 *	−0.004
	(0.269)	(0.124)	(0.131)	(0.128)
m3	−0.001	−0.002	0.326 **	−0.063
	(0.137)	(0.073)	(0.127)	(0.061)
marr	−0.028	−0.080	−0.154	0.028
	(0.092)	(0.052)	(0.105)	(0.054)
ming	0.146 +	0.150 **	0.117	0.022
	(0.085)	(0.058)	(0.106)	(0.061)

变量	女性		男性	
	NonUrban_women	Urban_women	NonUrban_man	Urban_man
hukou	0.265 *	0.167 **	0.224 *	−0.007
	(0.113)	(0.062)	(0.092)	(0.060)
party	−0.080	−0.003	−0.040	−0.018
	(0.153)	(0.068)	(0.102)	(0.049)
sc1	−0.052	0.131 *	0.086	0.078
	(0.119)	(0.067)	(0.118)	(0.064)
sc2	0.016	−0.050	−0.055	−0.036
	(0.062)	(0.034)	(0.067)	(0.037)
sc4	0.355	0.230	0.160	0.137
	(0.359)	(0.253)	(0.455)	(0.201)
N	387	1127	413	1235
r2_p	0.093	0.099	0.107	0.103

注：+、*、**、***分别表示在10%、5%、1%、0.1%水平上显著。

附表6　职业女性的优势比较

变量	vote		manager		selfesteem	
	female	urban_female	female2	urban_female2	female3	urban_female3
Female	−0.021		−0.427 ***		0.151 ***	
	(0.025)		(0.054)		(0.027)	
CPM	−0.172 ***	−0.182 ***	−0.203 ***	−0.149	0.039	0.080
	(0.033)	(0.056)	(0.058)	(0.106)	(0.036)	(0.060)
N	25346	12908	10606	4381	25193	12835
r2_p	0.019	0.018	0.137	0.122	0.032	0.044

注：+、*、**、***分别表示在10%、5%、1%、0.1%水平上显著。

附表7　父母早期环境对于职业女性幸福感的影响

变量	urban		employment		income	
	nonurban_women1	urban_women2	nonurban_women3	urban_women4	nonurban_women5	urban_women6
fedu	0.091 **	0.003	0.091 **	0.003	0.091 **	0.003
	(0.033)	(0.021)	(0.033)	(0.021)	(0.033)	(0.021)

续表

变量	urban		employment		income	
	nonurban_women1	urban_women2	nonurban_women3	urban_women4	nonurban_women5	urban_women6
f1	- 0.084	0.056	- 0.084	0.056	- 0.084	0.056
	(0.062)	(0.037)	(0.062)	(0.037)	(0.062)	(0.037)
f2	- 0.075	- 0.003	- 0.075	- 0.003	- 0.075	- 0.003
	(0.121)	(0.043)	(0.121)	(0.043)	(0.121)	(0.043)
f3	- 0.083	- 0.042	- 0.083	- 0.042	- 0.083	- 0.042
	(0.066)	(0.041)	(0.066)	(0.041)	(0.066)	(0.041)
medu	- 0.052	0.028	- 0.052	0.028	- 0.052	0.028
	(0.045)	(0.026)	(0.045)	(0.026)	(0.045)	(0.026)
m1	0.165	- 0.099[+]	0.165	- 0.099[+]	0.165	- 0.099[+]
	(0.135)	(0.058)	(0.135)	(0.058)	(0.135)	(0.058)
m2	0.254	- 0.157[+]	0.254	- 0.157[+]	0.254	- 0.157[+]
	(0.240)	(0.080)	(0.240)	(0.080)	(0.240)	(0.080)
m3	- 0.006	0.000	- 0.006	0.000	- 0.006	0.000
	(0.108)	(0.044)	(0.108)	(0.044)	(0.108)	(0.044)
N	1909	2866	1909	2866	1909	2866
r2_p	0.102	0.100	0.102	0.100	0.102	0.100

注：+、*、* *、* * *分别表示在10%、5%、1%、0.1%的水平上显著。

附表8　社会资本对于职业女性幸福感的影响

变量	urban		employment		income	
	nonurban_women1	urban_women2	nonurban_women3	urban_women4	nonurban_women5	urban_women6
sc1	0.127 * * *	0.165 * * *	0.127 * * *	0.165 * * *	0.127 * * *	0.165 * * *
	(0.038)	(0.031)	(0.038)	(0.031)	(0.038)	(0.031)
sc2	- 0.044[+]	0.028	- 0.044[+]	0.028	- 0.044[+]	0.028
	(0.024)	(0.017)	(0.024)	(0.017)	(0.024)	(0.017)
sc4	0.842 * * *	0.259 *	0.842 * * *	0.259 *	0.842 * * *	0.259 *
	(0.141)	(0.115)	(0.141)	(0.115)	(0.141)	(0.115)
N	3638	5551	3638	5551	3638	5551
r2_p	0.108	0.094	0.108	0.094	0.108	0.094

注：+、*、* *、* * *分别表示在10%、5%、1%、0.1%水平上显著。

附表9　收入对于职业女性幸福感的影响

变量	urban		employment		income	
	nonurban_ women1	urban_ women2	nonurban_ women3	urban_ women4	nonurban_ women5	urban_ women6
Lninc	− 0. 004	0. 022 *	− 0. 004	0. 022 *	− 0. 004	0. 022 *
	(0. 011)	(0. 009)	(0. 011)	(0. 009)	(0. 011)	(0. 009)
N	3768	5793	3768	5793	3768	5793
r2_p	0. 096	0. 090	0. 096	0. 090	0. 096	0. 090

注：+、*、**、***分别表示在10%、5%、1%、0.1%水平上显著。

附表10　断点回归相关统计

Happ	Coef.	Std. Err.	z	P > z	[95% Conf.]	[Interval]
lwald	0. 003	0. 113	0. 03	0. 98	− 0. 219	0. 225
lwald25	0	(omitted)				
lwald30	0	(omitted)				
lwald35	0	(omitted)				
lwald40	0	(omitted)				
lwald45	0. 034	0. 064	0. 54	0. 592	− 0. 09	0. 159
lwald50	0. 034	0. 064	0. 54	0. 592	− 0. 09	0. 159
lwald55	0	(omitted)				
lwald60	0	(omitted)				
lwald65	0	(omitted)				
lwald70	0. 034	0. 064	0. 54	0. 592	− 0. 09	0. 159
lwald75	0. 002	0. 114	0. 02	0. 983	− 0. 221	0. 226
lwald80	0. 003	0. 114	0. 02	0. 982	− 0. 22	0. 225
lwald85	0. 003	0. 113	0. 02	0. 981	− 0. 22	0. 225
lwald90	0. 003	0. 113	0. 02	0. 98	− 0. 219	0. 225
lwald95	0. 003	0. 113	0. 03	0. 98	− 0. 219	0. 225
lwald105	0. 003	0. 113	0. 03	0. 979	− 0. 219	0. 225
lwald110	0. 009	0. 105	0. 08	0. 936	− 0. 198	0. 215
lwald115	0. 019	0. 093	0. 2	0. 839	− 0. 164	0. 202
lwald120	0. 024	0. 089	0. 27	0. 786	− 0. 15	0. 198
lwald125	0. 027	0. 086	0. 31	0. 753	− 0. 142	0. 196

续表

Happ	Coef.	Std. Err.	z	P > z	[95% Conf.]	[Interval]
lwald130	0.029	0.085	0.35	0.73	−0.137	0.196
lwald135	0.031	0.084	0.37	0.712	−0.134	0.196
lwald140	0.032	0.083	0.39	0.699	−0.131	0.196
lwald145	0.034	0.083	0.41	0.682	−0.128	0.196
lwald150	0.044	0.078	0.56	0.574	−0.109	0.196
lwald155	0.05	0.075	0.67	0.506	−0.097	0.197
lwald160	0.054	0.073	0.74	0.459	−0.089	0.198
lwald165	0.058	0.072	0.8	0.425	−0.084	0.199
lwald170	0.06	0.071	0.84	0.399	−0.08	0.2
lwald175	0.062	0.071	0.88	0.379	−0.076	0.201
lwald180	0.064	0.07	0.91	0.362	−0.074	0.202
lwald185	0.066	0.068	0.97	0.333	−0.067	0.199
lwald190	0.067	0.066	1.01	0.311	−0.063	0.196
lwald195	0.068	0.065	1.05	0.296	−0.059	0.195
lwald200	0.068	0.064	1.07	0.285	−0.057	0.193
lwald205	0.069	0.063	1.09	0.276	−0.055	0.193
lwald210	0.069	0.063	1.1	0.269	−0.054	0.192
lwald215	0.069	0.062	1.12	0.264	−0.052	0.191
lwald220	0.07	0.061	1.14	0.254	−0.05	0.189
lwald225	0.07	0.06	1.17	0.243	−0.047	0.187
lwald230	0.07	0.059	1.19	0.234	−0.045	0.185
lwald235	0.07	0.058	1.21	0.228	−0.044	0.184
lwald240	0.07	0.058	1.22	0.223	−0.043	0.183
lwald245	0.07	0.057	1.23	0.219	−0.042	0.182
lwald250	0.07	0.057	1.24	0.215	−0.041	0.182
lwald255	0.07	0.056	1.24	0.214	−0.04	0.18
lwald260	0.068	0.055	1.24	0.215	−0.04	0.176
lwald265	0.067	0.054	1.23	0.217	−0.039	0.174
lwald270	0.066	0.054	1.23	0.219	−0.039	0.172
lwald275	0.065	0.053	1.23	0.22	−0.039	0.17
lwald280	0.065	0.053	1.22	0.222	−0.039	0.168

Happ	Coef.	Std. Err.	z	P > z	[95% Conf.]	[Interval]
lwald285	0.064	0.053	1.22	0.223	−0.039	0.167
lwald290	0.063	0.052	1.21	0.226	−0.039	0.166
lwald295	0.061	0.052	1.18	0.24	−0.04	0.161
lwald300	0.058	0.051	1.14	0.252	−0.041	0.158

附表 11 断点回归检验

Happ	Coef.	Std. Err.	z	P > z	[95% Conf.]	[Interval]
SCPM	−0.016	0.062	−0.25	0.801	−0.137	0.106
CPM	−0.081	0.06	−1.36	0.175	−0.199	0.036
Emp	0.016	0.053	0.3	0.764	−0.088	0.12
SEmp	−0.072	0.051	−1.42	0.156	−0.171	0.027
Edu	0.229	0.18	1.28	0.202	−0.123	0.582
SEdu	0.268	0.188	1.43	0.152	−0.099	0.636
Lninc	0.625	0.43	1.45	0.146	−0.217	1.467
SLninc	0.095	0.429	0.22	0.825	−0.746	0.937
SHouse	−0.112	0.074	−1.52	0.128	−0.256	0.032
Religion	0.019	0.047	0.41	0.684	−0.073	0.111
Urban	0.131	0.1	1.31	0.19	−0.065	0.327
Health	−0.024	0.146	−0.16	0.871	−0.31	0.263
Social	0.056	0.114	0.49	0.624	−0.168	0.28
Vote	−0.013	0.074	−0.17	0.865	−0.157	0.132
Age	0.199	0.104	1.9	0.057	−0.006	0.403
Marry_better	−0.14	0.077	−1.82	0.069	−0.29	0.011
Learn	0.23	0.147	1.57	0.116	−0.057	0.517
Class	0.152	0.209	0.73	0.465	−0.256	0.561
Manage_pos ~ n	0.001	0.089	0.01	0.99	−0.173	0.175
Econd	0.085	0.071	1.19	0.234	−0.055	0.224
fedu	0.411	0.36	1.14	0.253	−0.294	1.116
f1	−0.397	0.194	−2.04	0.041	−0.777	−0.016
f2	0.359	0.211	1.7	0.09	−0.056	0.773
f3	−0.411	0.262	−1.57	0.117	−0.924	0.102

续表

Happ	Coef.	Std. Err.	z	P > z	[95% Conf.]	[Interval]
medu	0.244	0.293	0.83	0.405	-0.331	0.819
m1	-0.174	0.168	-1.04	0.299	-0.503	0.155
m2	-0.016	0.168	-0.09	0.925	-0.344	0.313
m3	-0.059	0.217	-0.27	0.786	-0.484	0.366
marr	0.09	0.087	1.04	0.298	-0.08	0.26
ming	0.012	0.212	0.06	0.955	-0.405	0.428
hukou	0.06	0.141	0.43	0.671	-0.217	0.337
party	-0.212	0.177	-1.2	0.231	-0.56	0.135
sc1	0.036	0.151	0.24	0.813	-0.26	0.332
sc2	0.067	0.216	0.31	0.755	-0.356	0.491
sc4	-0.35	0.153	-2.29	0.022	-0.65	-0.051
lwald	0.003	0.113	0.03	0.98	-0.219	0.225
SCPM200	0.007	0.035	0.2	0.845	-0.063	0.076
CPM200	-0.042	0.035	-1.21	0.225	-0.11	0.026
Emp200	0	0.031	0.01	0.989	-0.06	0.06
SEmp200	-0.027	0.029	-0.93	0.35	-0.084	0.03
Edu200	0.125	0.102	1.22	0.221	-0.075	0.326
SEdu200	0.194	0.108	1.8	0.072	-0.017	0.405
Lninc200	0.2	0.247	0.81	0.42	-0.286	0.685
SLninc200	0.203	0.244	0.83	0.404	-0.274	0.681
SHouse200	-0.059	0.042	-1.4	0.161	-0.141	0.023
Religion200	-0.001	0.027	-0.05	0.959	-0.054	0.051
Urban200	0.065	0.057	1.14	0.254	-0.046	0.175
Health200	0.046	0.083	0.55	0.581	-0.117	0.209
Social200	0.063	0.065	0.96	0.338	-0.066	0.191
Vote200	0.041	0.042	0.98	0.328	-0.041	0.124
Age200	0.482	0.06	8.01	0	0.364	0.6
Marry_be ~ 200	-0.078	0.044	-1.78	0.075	-0.164	0.008
Learn200	0.134	0.084	1.59	0.111	-0.031	0.3
Class200	0.087	0.119	0.73	0.466	-0.147	0.321
Manage_p ~ 200	-0.024	0.049	-0.48	0.633	-0.121	0.073

Happ	Coef.	Std. Err.	z	P > z	[95% Conf.]	[Interval]
Econd200	0.077	0.041	1.9	0.058	−0.003	0.156
fedu200	0.242	0.207	1.17	0.241	−0.163	0.647
f1200	−0.172	0.112	−1.55	0.122	−0.391	0.046
f2200	0.194	0.123	1.57	0.116	−0.048	0.436
f3200	−0.241	0.15	−1.6	0.109	−0.535	0.053
medu200	0.105	0.165	0.64	0.523	−0.218	0.429
m1200	−0.027	0.096	−0.28	0.776	−0.215	0.161
m2200	−0.059	0.094	−0.62	0.534	−0.243	0.126
m3200	−0.001	0.124	0	0.996	−0.244	0.243
marr200	0.015	0.049	0.31	0.76	−0.081	0.111
ming200	0.04	0.122	0.33	0.743	−0.2	0.28
hukou200	0.043	0.081	0.53	0.593	−0.115	0.201
party200	−0.121	0.102	−1.19	0.236	−0.321	0.079
sc1200	0.137	0.086	1.6	0.11	−0.031	0.305
sc2200	0.044	0.123	0.36	0.722	−0.198	0.286
sc4200	−0.155	0.087	−1.77	0.076	−0.325	0.016
lwald200	0.068	0.064	1.07	0.285	−0.057	0.193

附表 12　断点回归相关表

变量	(1) RD1	(2) RD2	(3) RD3
numer	−0.146 [0.2768]	−0.146 [0.2768]	−0.0931 [0.2775]
denom	−0.0587 [0.0443]	−0.0587 [0.0443]	−0.0462 [0.0328]
lwald	2.481 [4.9711]	2.481 [4.9711]	2.014 [6.1224]
numer200		−0.186 [0.1517]	−0.285 [0.1823]
denom200		−0.0396 [0.0269]	−0.0405 [0.0307]

续表

变量	(1) RD1	(2) RD2	(3) RD3
lwald200		4.697 [4.7893]	7.026 [6.6511]
N	50223	50223	50223
adj. R－sq			
AIC	.	.	.
BIC	.	.	.

注：括号中为标准误。

附表 13　断点回归检验

变量	(1) RD1	(2) RD2	(3) RD3
numer	0.171 [0.4308]	0.171 [0.4308]	0.116 [0.4205]
denom	－0.0526 [0.0422]	－0.0526 [0.0422]	－0.0440 [0.0322]
lwald	－3.243 [9.2355]	－3.243 [9.2355]	－2.630 [10.1536]
numer200		－0.0185 [0.2222]	0.0130 [0.2362]
denom200		－0.0376 [0.0264]	－0.0400 [0.0308]
lwald200		0.491 [5.8613]	－0.325 [5.9311]
N	50297	50297	50297
adj. R－sq			
AIC	.	.	.
BIC	.	.	.

注：括号中为标准误。

附表14　变量的定义

变量	定　义
happ	总的来说，您觉得您的生活是否幸福（－8＝无法回答，－3＝拒绝回答，－2＝不知道，－1＝不适用，1＝非常不幸福，2＝比较不幸福，3＝说不上幸福不幸福，4＝比较幸福，5＝非常幸福）
health	您觉得您目前的身体健康状况（－8＝无法回答，－3＝拒绝回答，－2＝不知道，－1＝不适用，1＝很不健康，2＝比较不健康，3＝一般，4＝比较健康，5＝很健康）
bmi	
a89b	您父亲的最高受教育程度［－8＝无法回答，－3＝拒绝回答，－2＝不知道，－1＝不适用，1＝没有受过任何教育，2＝私塾、扫盲班，3＝小学，4＝初中，5＝职业高中，6＝普通高中，7＝中专，8＝技校，9＝大学专科（成人高等教育），10＝大学专科（正规高等教育），11＝大学本科（成人高等教育），12＝大学本科（正规高等教育），13＝研究生及以上，14＝其他］
a89c	您父亲的政治面貌（－8＝无法回答，－3＝拒绝回答，－2＝不知道，－1＝不适用，1＝群众，2＝共青团员，3＝民主党派，4＝共产党员）
a89d	您14岁时父亲的就业状况［－8＝无法回答，－3＝拒绝回答，－2＝不知道，－1＝不适用，1＝受雇于他人（有固定雇主），2＝全职务农，3＝兼业务农，同时从事一些非农工作，4＝劳务工/劳动派遣人员，5＝零工、散工（无固定雇主的受雇者），6＝在自己家的生意或企业中工作/帮忙，领工资，7＝在自己家的生意或企业中工作/帮忙，不领工资，8＝自由职业者，9＝个体工商户，10＝自己是老板（或者是合伙人），11＝离退休（不在职），12＝无业（失业/下岗），13＝丧失劳动力，14＝在上学且没有工作，15＝料理家务，16＝已去世，17＝其他］
a89f	您14岁时父亲的职务级别（－8＝无法回答，－3＝拒绝回答，－2＝不知道，－1＝不适用，0＝没有担任任何行政职务，1＝无级别，2＝股级，3＝副科级，4＝正科级，5＝副处级，6＝正处级，7＝副司局级及以上）
a89g	您14岁时父亲工作的单位或公司的类型［－8＝无法回答，－3＝拒绝回答，－2＝不知道，－1＝不适用，1＝党政机关，2＝企业，3＝事业单位，4＝社会团体、居/村委会，5＝无单位/自雇（包括个体户），6＝军队，7＝其他］
a89h	您14岁时父亲工作的单位或公司所有制性质（－8＝无法回答，－3＝拒绝回答，－2＝不知道，－1＝不适用，1＝国有或国有控股，2＝集体所有或集体控股，3＝私有/民营或私有/民营控股，4＝港澳台资或港澳台资控股，5＝外资所有或外资控股，6＝其他）
fisco88	
a124	您现在这座房子的产权属于父母所有（－8＝无法回答，－3＝拒绝回答，－2＝不知道，－1＝不适用，0＝否，1＝是）

变量	定 义
a90b	您母亲的最高受教育程度〔 −8 = 无法回答， −3 = 拒绝回答， −2 = 不知道， −1 = 不适用，1 = 没有受过任何教育，2 = 私塾、扫盲班，3 = 小学，4 = 初中，5 = 职业高中，6 = 普通高中，7 = 中专，8 = 技校，9 = 大学专科（成人高等教育），10 = 大学专科（正规高等教育），11 = 大学本科（成人高等教育），12 = 大学本科（正规高等教育），13 = 研究生及以上，14 = 其他〕
a90c	您母亲的政治面貌（ −8 = 无法回答， −3 = 拒绝回答， −2 = 不知道， −1 = 不适用，1 = 群众，2 = 共青团员，3 = 民主党派，4 = 共产党员）
a90d	您 14 岁时母亲的就业状况〔 −8 = 无法回答， −3 = 拒绝回答， −2 = 不知道， −1 = 不适用，1 = 受雇于他人（有固定雇主），2 = 全职务农，3 = 兼业务农，同时从事一些非农工作，4 = 劳务工/劳动派遣人员，5 = 零工、散工（无固定雇主的受雇者），6 = 在自己家的生意或企业中工作/帮忙，领工资，7 = 在自己家的生意或企业中工作/帮忙，不领工资，8 = 自由职业者，9 = 个体工商户，10 = 自己是老板（或者是合伙人），11 = 离退休（不在职），12 = 无业（失业/下岗），13 = 丧失劳动力，14 = 在上学且没有工作，15 = 料理家务，16 = 已去世，17 = 其他〕
a90f	您 14 岁时母亲的职务级别（ −8 = 无法回答， −3 = 拒绝回答， −2 = 不知道， −1 = 不适用，0 = 没有担任任何行政职务，1 = 无级别，2 = 股级，3 = 副科级，4 = 正科级，5 = 副处级，6 = 正处级，7 = 副司局及以上）
a90g	您 14 岁时母亲工作的单位或公司的类型〔 −8 = 无法回答， −3 = 拒绝回答， −2 = 不知道， −1 = 不适用，1 = 党政机关，2 = 企业，3 = 事业单位，4 = 社会团体、居/村委会，5 = 无单位/自雇（包括个体户），6 = 军队，7 = 其他〕
a90h	您 14 岁时母亲工作的单位或公司所有制性质（ −8 = 无法回答， −3 = 拒绝回答， −2 = 不知道， −1 = 不适用，1 = 国有或国有控股，2 = 集体所有或集体控股，3 = 私有/民营或私有/民营控股，4 = 港澳台资或港澳台资控股，5 = 外资所有或外资控股，6 = 其他）
misco88	
sc1	总的来说，您同不同意在这个社会上，绝大多数人都是可以信任的（ −8 = 无法回答， −3 = 拒绝回答， −2 = 不知道， −1 = 不适用，1 = 非常不同意，2 = 比较不同意，3 = 说不上同意不同意，4 = 比较同意，5 = 非常同意）
sc2	您与邻居进行社交娱乐活动的频繁程度〔 −8 = 无法回答， −3 = 拒绝回答， −2 = 不知道， −1 = 不适用，1 = 几乎每天，2 = 一周 1 到 2 次，3 = 一个月几次，4 = 大约一个月 1 次，5 = 一年几次，6 = 一年 1 次或更少，7 = 从来不〕
sc3	您和邻居，街坊/同村其他居民互相之间的熟悉程度（ −8 = 无法回答， −3 = 拒绝回答， −2 = 不知道， −1 = 不适用，1 = 非常不熟悉，2 = 不太熟悉，3 = 一般，4 = 比较熟悉，5 = 非常熟悉）

变量	定　义
sc4	总的来说，您认为当今社会公不公平（－8＝无法回答，－3＝拒绝回答，－2＝不知道，－1＝不适用，1＝完全不公平，2＝比较不公平，3＝说不上公平但也不能说不公平，4＝比较公平，5＝完全公平）
gender	调查对象的性别（0＝女，1＝男）
age	调查对象的年龄
a69	您目前的婚姻状况（－8＝无法回答，－3＝拒绝回答，－2＝不知道，－1＝不适用，1＝未婚，2＝同居，3＝初婚有配偶，4＝再婚有配偶，5＝分居未离婚，6＝离婚，7＝丧偶）
a4	您的民族（－8＝无法回答，－3＝拒绝回答，－2＝不知道，－1＝不适用，1＝汉，2＝蒙，3＝满，4＝回，5＝藏，6＝壮，7＝维，8＝其他）
a513	您的宗教信仰－民间信仰（－8＝无法回答，－3＝拒绝回答，－2＝不知道，－1＝不适用，0＝否，1＝是）
a18	您目前的户口登记状况（－8＝无法回答，－3＝拒绝回答，－2＝不知道，－1＝不适用，1＝农业户口，2＝非农业户口，3＝蓝印户口，4＝居民户口（以前是农业户口），5＝居民户口（以前是非农业户口），6＝军籍，7＝没有户口，8＝其他）
a11	您现在住的这座住房的套内建筑面积
logincome	
edu	您目前的最高受教育程度（包括目前在读的）[1＝没有受过任何教育，2＝私塾，3＝小学，4＝初中，5＝职业高中，6＝普通高中，7＝中专，8＝技校，9＝大学专科（成人高等教育），10＝大学专科（正规高等教育），11＝大学本科（成人高等教育），12＝大学本科（正规高等教育），13＝研究生及以上，14＝其他（请注明）]

附表 15　描述性统计

变量	N	sd	min	max
happ	10953	0.820	1.000	5.000
health	10961	1.070	1.000	5.000
bmi	10968	3.580	7.810	60.000
a89b	10133	2.410	1.000	14.000
a89c	10686	0.930	1.000	4.000
a89d	10550	3.700	1.000	17.000
a89f	9952	0.740	0.000	7.000
a89g	9556	1.250	1.000	7.000

续表

变量	N	sd	min	max
a89h	2130	0.900	1.000	6.000
fisco88	9412	1669.600	1100.000	9333.000
a124	10968	0.310	0.000	1.000
a90b	10283	1.920	1.000	14.000
a90c	10756	0.450	1.000	4.000
a90d	10563	5.100	1.000	17.000
a90f	8874	0.450	0.000	7.000
a90g	8493	0.990	1.000	7.000
a90h	1158	0.920	1.000	6.000
misco88	8388	1085.200	1100.000	9333.000
sc1	10927	0.960	1.000	5.000
sc2	9854	2.030	1.000	7.000
sc3	10957	1.080	1.000	5.000
sc4	10904	1.000	1.000	5.000
edu	10949	3.120	1.000	14.000
gender	10968	0.500	0.000	1.000
age	10968	16.900	13.000	90.000
a69	10968	1.430	1.000	7.000
a4	10948	1.440	1.000	8.000
a513	10968	0.130	0.000	1.000
a18	10968	1.340	1.000	8.000
a11	10968	90.880	0.000	2400.000
logincome	8722	1.270	3.910	16.120
token	10968	1.40e+13	1.10e+13	6.45e+13

附表16 组间均值差异 t 检验

varname	obs（女）	mean（女）	obs（男）	mean（男）	mean - diff	t
a36	5825	3.879	5123	3.855	0.024	1.539
a15	5825	3.537	5123	3.689	-0.152***	-7.395

附表 17　组间均值差异 t 检验

varname	obs（女）	mean（女）	obs（男）	mean（男）	mean – diff	t
a36	5827	3.879	5126	3.854	0.024	1.552
bmi	5827	22.227	5126	22.854	– 0.628 ***	– 9.203

附表 18　OLS 回归结果

变量	(1) model 1	(2) model 2	(3) model 3
a89b	– 0.028 * (– 1.69)	– 0.015 (– 0.89)	– 0.030 * (– 1.81)
a89c	0.035 (1.30)	0.044 (1.64)	0.033 (1.20)
a89d	0.023 (0.77)	0.040 (1.38)	0.023 (0.77)
a89f	– 0.054 * (– 1.82)	– 0.037 (– 1.22)	– 0.054 * (– 1.82)
a89g	– 0.043 (– 0.57)	– 0.022 (– 0.29)	– 0.044 (– 0.58)
a89h	0.130 ** (2.11)	0.153 ** (2.52)	0.123 ** (1.99)
fisco88	– 0.000 *** (– 2.68)	– 0.000 ** (– 2.29)	– 0.000 *** (– 2.77)
a124	0.045 (0.48)	0.047 (0.50)	0.040 (0.43)
a90b	0.018 (0.95)	0.005 (0.28)	0.016 (0.85)
a90c	0.039 (1.04)	0.030 (0.82)	0.039 (1.05)
a90d	– 0.063 ** (– 2.02)	– 0.052 * (– 1.65)	– 0.061 * (– 1.93)
a90f	0.028 (0.61)	0.055 (1.15)	0.031 (0.68)

续表

变量	(1) model 1	(2) model 2	(3) model 3
a90g	−0.099	−0.075	−0.093
	(−1.34)	(−1.01)	(−1.25)
a90h	−0.063	−0.073	−0.068
	(−1.04)	(−1.21)	(−1.12)
misco88	0.000	−0.000	0.000
	(0.09)	(−0.35)	(0.23)
gender	−0.102	−0.040	−0.104
	(−1.51)	(−0.59)	(−1.53)
age	0.000	0.000	0.000
	(0.15)	(0.14)	(0.13)
a69	−0.054*	−0.052*	−0.056**
	(−1.95)	(−1.85)	(−2.05)
a4	0.021	−0.001	0.020
	(0.57)	(−0.02)	(0.54)
a513	−0.041	−0.085	−0.024
	(−0.09)	(−0.20)	(−0.05)
a18	0.048**	0.024	0.045**
	(2.13)	(1.08)	(2.00)
a11	0.001**	0.001	0.001**
	(2.09)	(1.35)	(2.13)
logincome	0.069*	0.076*	0.060
	(1.68)	(1.81)	(1.38)
sc1		0.092***	
		(2.59)	
sc2		0.019	
		(1.05)	
sc3		0.033	
		(0.93)	
sc4		0.226***	
		(6.20)	

变量	(1) model 1	(2) model 2	(3) model 3
edu			0.008
			(0.53)
_cons	3.613***	2.253***	3.678***
	(6.40)	(3.67)	(6.51)
N	579	505	578
r2	0.081	0.189	0.083
r2_a	0.04	0.14	0.04

注：*、**、***分别表示在5%、1%、0.1%水平上显著。

附表19　幸福 ologit 回归方程

变量	city	
	cityman	citygirl
a89b	-0.090	-0.004
	(0.087)	(0.073)
a89c	-0.145	0.354*
	(0.115)	(0.146)
a89d	-0.047	0.414***
	(0.102)	(0.110)
a89f	-0.078	-0.238$^+$
	(0.129)	(0.134)
a89g	-0.084	-0.014
	(0.315)	(0.342)
a89h	0.502$^+$	0.730*
	(0.262)	(0.359)
fisco88	0.000***	0.000
	(0.000)	(0.000)
a124	-0.208	-0.086
	(0.361)	(0.590)
a90b	0.112	-0.023
	(0.075)	(0.084)

续表

变量	city	
	cityman	citygirl
a90c	0.425 **	-0.082
	(0.156)	(0.144)
a90d	-0.161	-0.077
	(0.116)	(0.144)
a90f	0.208	-0.018
	(0.179)	(0.319)
a90g	-0.315	-0.073
	(0.315)	(0.315)
a90h	0.084	-0.628 +
	(0.254)	(0.345)
misco88	0.000	0.000
	(0.000)	(0.000)
age	0.022	0.007
	(0.018)	(0.018)
a69	-0.191	-0.134
	(0.180)	(0.128)
a4	0.035	0.156
	(0.149)	(0.161)
a513	-1.566 *	15.587 ***
	(0.629)	(1.492)
a18	0.048	0.109
	(0.098)	(0.109)
a11	0.002	0.001
	(0.003)	(0.003)
logincome	-0.244	0.258
	(0.242)	(0.259)
edu	0.112 +	-0.108
	(0.067)	(0.082)
N	251	233
r2_p	0.173	0.164

注：+、*、**、***分别表示在10%、5%、1%、0.1%水平上显著。

附表 20　健康 ologit 回归方程

变量	city	
	cityman	citygirl
a89b	0.004	-0.020
	(0.071)	(0.059)
a89c	-0.037	0.056
	(0.110)	(0.117)
a89d	0.010	-0.105
	(0.099)	(0.169)
a89f	-0.061	-0.059
	(0.143)	(0.116)
a89g	0.590	-0.297
	(0.391)	(0.330)
a89h	-0.247	0.197
	(0.287)	(0.232)
fisco88	0.000	0.000
	(0.000)	(0.000)
a124	0.125	-0.363
	(0.324)	(0.382)
a90b	0.027	0.030
	(0.065)	(0.073)
a90c	0.013	-0.033
	(0.159)	(0.159)
a90d	-0.017	0.018
	(0.119)	(0.143)
a90f	0.099	0.078
	(0.220)	(0.162)
a90g	-0.640 [+]	-0.503
	(0.359)	(0.338)

续表

变量	city	
	cityman	citygirl
a90h	0.161	− 0.347
	(0.215)	(0.307)
misco88	0.000	0.000
	(0.000)	(0.000)
age	− 0.033 *	− 0.066 ***
	(0.016)	(0.017)
a69	− 0.059	− 0.022
	(0.139)	(0.119)
a4	0.203	− 0.121
	(0.166)	(0.190)
a513	2.183 *	0.349
	(1.098)	(1.077)
a18	0.155 +	− 0.067
	(0.089)	(0.088)
a11	0.002	0.001
	(0.003)	(0.004)
logincome	0.037	0.004
	(0.208)	(0.173)
edu	0.074	0.023
	(0.057)	(0.070)
N	251	233
r2_p	0.086	0.104

注: + 、 * 、 ** 、 *** 分别表示在 10% 、 5% 、 1% 、 0.1% 水平上显著。

附表 21 BMI 的 ologit 回归方程

变量	city	
	cityman	citygirl
a89b	− 0.090	0.068
	(0.058)	(0.066)
a89c	0.082	0.242 *
	(0.110)	(0.098)

变量	city	
	cityman	citygirl
a89d	− 0. 175 **	0. 028
	(0. 064)	(0. 149)
a89f	0. 095	− 0. 131
	(0. 117)	(0. 110)
a89g	− 0. 424	0. 244
	(0. 338)	(0. 303)
a89h	− 0. 405	0. 352
	(0. 281)	(0. 236)
fisco88	0. 000	0. 000
	(0. 000)	(0. 000)
a124	0. 433	0. 263
	(0. 342)	(0. 365)
a90b	0. 048	− 0. 092
	(0. 053)	(0. 077)
a90c	− 0. 003	− 0. 035
	(0. 157)	(0. 096)
a90d	0. 258 **	− 0. 155
	(0. 099)	(0. 121)
a90f	0. 083	− 0. 083
	(0. 210)	(0. 200)
a90g	0. 610 +	0. 252
	(0. 356)	(0. 312)
a90h	0. 055	− 0. 685 **
	(0. 230)	(0. 246)
misco88	0. 000	0. 000
	(0. 000)	(0. 000)
age	− 0. 011	0. 013
	(0. 015)	(0. 016)
a69	− 0. 018	− 0. 097
	(0. 106)	(0. 098)

续表

变量	city	
	cityman	citygirl
a4	0.215 *	− 0.203
	(0.101)	(0.129)
a513	0.359	− 1.314
	(6.270)	(0.866)
a18	− 0.090	− 0.042
	(0.089)	(0.082)
a11	0.000	0.001
	(0.002)	(0.003)
logincome	0.195	0.162
	(0.232)	(0.158)
edu	0.039	− 0.226 ***
	(0.060)	(0.064)
N	251	233
r2_p	0.017	0.024

注：+、*、**、***分别表示在10%、5%、1%、0.1%水平上显著。

附表22　高校扩招的 RDD 估计结果

Happ	Coef.	Std. Err.	z	P > z	[95% Conf.]	[Interval]
numer	0.204	0.237	0.86	0.389	− 0.261	0.669
denom	− 0.143	0.166	− 0.86	0.391	− 0.469	0.183
lwald	− 1.43	2.118	− 0.68	0.5	− 5.58	2.721
numer40	0	(omitted)				
denom40	0	(omitted)				
lwald40	0	(omitted)				
numer60	− 0.042	0.14	− 0.3	0.764	− 0.317	0.233
denom60	− 0.102	0.092	− 1.11	0.268	− 0.282	0.078
lwald60	0.414	1.458	0.28	0.776	− 2.443	3.271
numer80	0.211	0.238	0.89	0.376	− 0.255	0.677
denom80	− 0.141	0.167	− 0.85	0.397	− 0.468	0.185

Happ	Coef.	Std. Err.	z	P > z	[95% Conf.]	[Interval]
lwald80	− 1. 492	2. 195	− 0. 68	0. 497	− 5. 795	2. 811
numer120	− 0. 09	0. 186	− 0. 48	0. 63	− 0. 455	0. 276
denom120	− 0. 165	0. 124	− 1. 33	0. 182	− 0. 408	0. 077
lwald120	0. 544	1. 257	0. 43	0. 665	− 1. 919	3. 007
numer140	− 0. 157	0. 172	− 0. 91	0. 36	− 0. 494	0. 18
denom140	− 0. 148	0. 114	− 1. 3	0. 193	− 0. 37	0. 075
lwald140	1. 064	1. 512	0. 7	0. 482	− 1. 9	4. 027
numer160	− 0. 196	0. 153	− 1. 27	0. 203	− 0. 496	0. 105
denom160	− 0. 106	0. 103	− 1. 03	0. 303	− 0. 308	0. 096
lwald160	1. 844	2. 453	0. 75	0. 452	− 2. 965	6. 652
numer180	− 0. 201	0. 142	− 1. 42	0. 157	− 0. 479	0. 077
denom180	− 0. 08	0. 096	− 0. 84	0. 404	− 0. 268	0. 108
lwald180	2. 51	3. 694	0. 68	0. 497	− 4. 73	9. 751
numer200	− 0. 197	0. 134	− 1. 47	0. 143	− 0. 46	0. 066
denom200	− 0. 062	0. 091	− 0. 68	0. 497	− 0. 241	0. 117
lwald200	3. 179	5. 406	0. 59	0. 557	− 7. 417	13. 774

附表 23　高校扩招的 RDD 估计回归

变量	(1) hCCT	(2) h10	(3) h15	(4) h20	(5) himbens
RD_Estimate	− 4. 757 (− 0. 16)	1. 206 (0. 37)	− 0. 723 (− 0. 34)	− 1. 354 (− 0. 37)	
numer					0. 435 (1. 46)
denom					0. 105 (0. 49)
lwald					4. 151 (0. 44)

续表

变量	(1) hCCT	(2) h10	(3) h15	(4) h20	(5) himbens
numer50					0. 151 (0. 94)
denom50					− 0. 000 (− 0. 00)
lwald50					− 5. 8E + 17 (− 0. 00)
numer200					− 0. 035 (− 0. 20)
denom200					− 0. 034 (− 0. 28)
lwald200					1. 020 (0. 16)
H_L	58. 553	10. 000	15. 000	20. 000	
W50					1. 347
W100					2. 694
W200					5. 388

注:(1) 括号中为 t 统计量。

(2) H_L、W50、W100、W200 表示对应模型中使用的带宽。

附表 24　高校扩招的 RDD 估计

变量	(1) m_z1	(2) m_z2	(3) m_z3	(4) m_white	(5) m_cluster
RD_Estimate	− 0. 573 (− 0. 39)	− 0. 573 (− 0. 39)	− 0. 573 (− 0. 39)	− 4. 751 (− 0. 16)	− 2. 088 (− 0. 28)
H_L	73. 567	73. 567	73. 567	58. 532	87. 339
N	2. 3E + 04	2. 3E + 04	2. 30E + 04	2. 60E + 04	2. 60E + 04
Control	A, A, B	A, B, C			

注:(1) 括号中为 t 统计量。

(2) H_L 表示对应模型中使用的带宽;A:Health;B:Lninc;C:East。

附表 25　高校扩招的 RDD 估计回归估计

变量	（1）	（2）	（3）
m_Health		m_Lninc	m_East
RD_Estimate	0.009	− 0.084	0.031
	（− 0.18）	（− 0.38）	（− 1.4）
pv_cl0.854	0.707	0.162	
pv_rb0.783	0.54	0.239	

注：（1）括号中为 t 统计量。

（2）pv_cl：Conventionalp – value；pv_rb：robustp – value。

附表 26　高校扩招的 RDD 估计回归估计

变量	（1） 2sls	（2） 2sls	（3） rd	（4） rdrobust	（5） rdrobust
pr	2.002 ***				
	（19.37）				
d	0.00104 ***	0.000175			
	（17.74）	（0.64）			
pr2		0.866 **			
		（3.29）			
dc2		0.000000586			
		（1.90）			
numer			0.204		
			（0.86）		
denom			− 0.143		
			（− 0.86）		
lwald			− 1.430		
			（− 0.68）		
RD_Estimate				− 5.167	0.326
				（− 0.11）	（0.15）
_cons	2.295 ***	2.607 ***			
	（80.97）	（35.27）			
N	50223	50223	50223	50223	45290

注：括号中为 t 统计量。 *、 **、 ***分别表示在 5%、1%、0.%水平上显著。

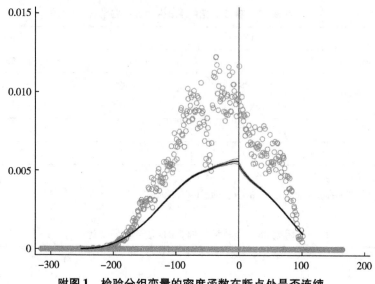

附图1　检验分组变量的密度函数在断点处是否连续

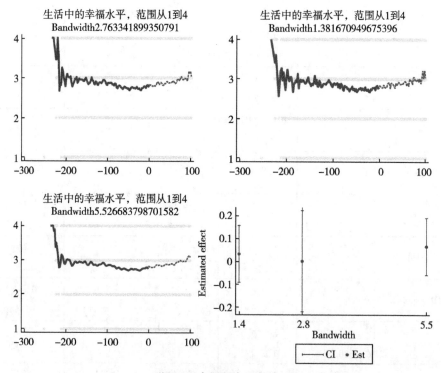

附图2　幸福断点回归检验

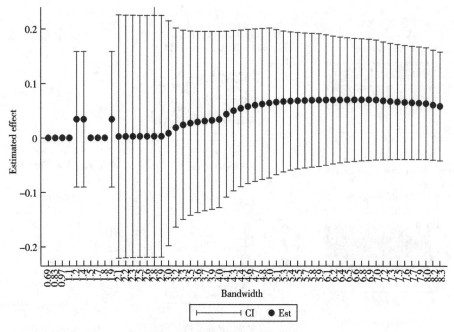

附图3　幸福水平的断点回归检验

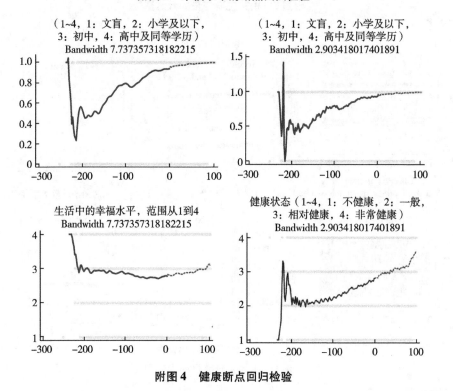

附图4　健康断点回归检验

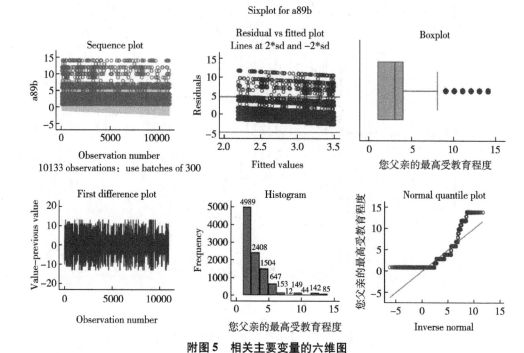

附图5 相关主要变量的六维图

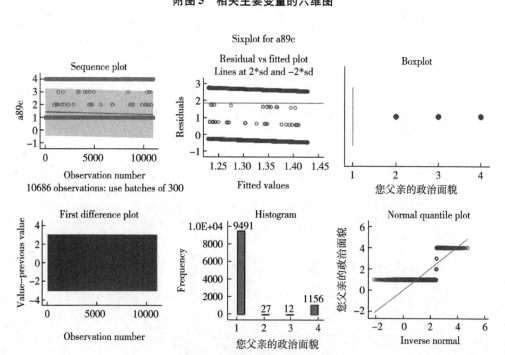

附图6 相关主要变量的六维图

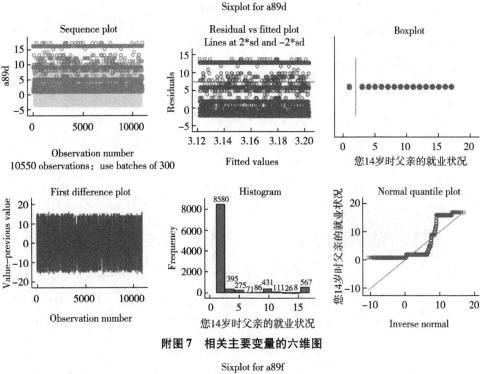

附图 7　相关主要变量的六维图

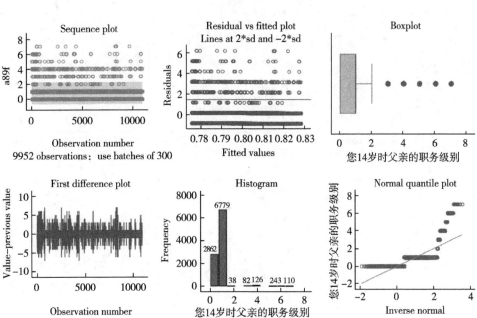

附图 8　相关主要变量的六维图

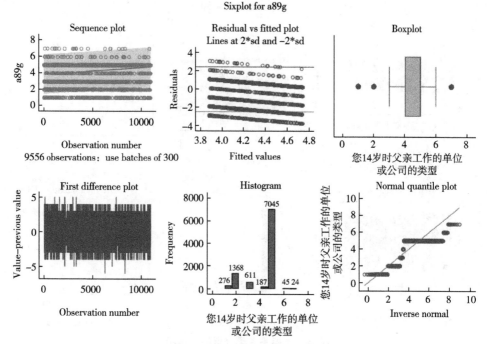

附图9　相关主要变量的六维图

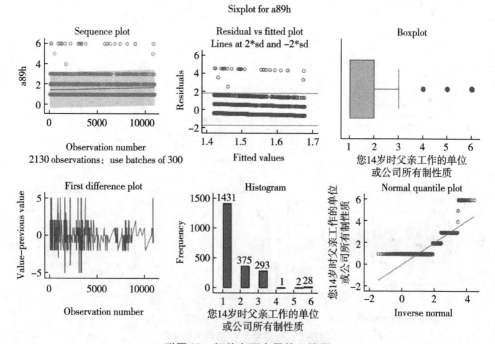

附图10　相关主要变量的六维图

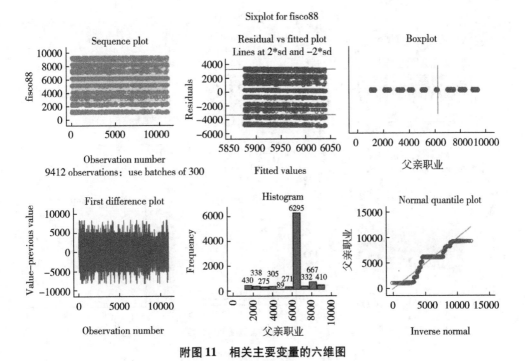

附图 11　相关主要变量的六维图

Sixplot for a124

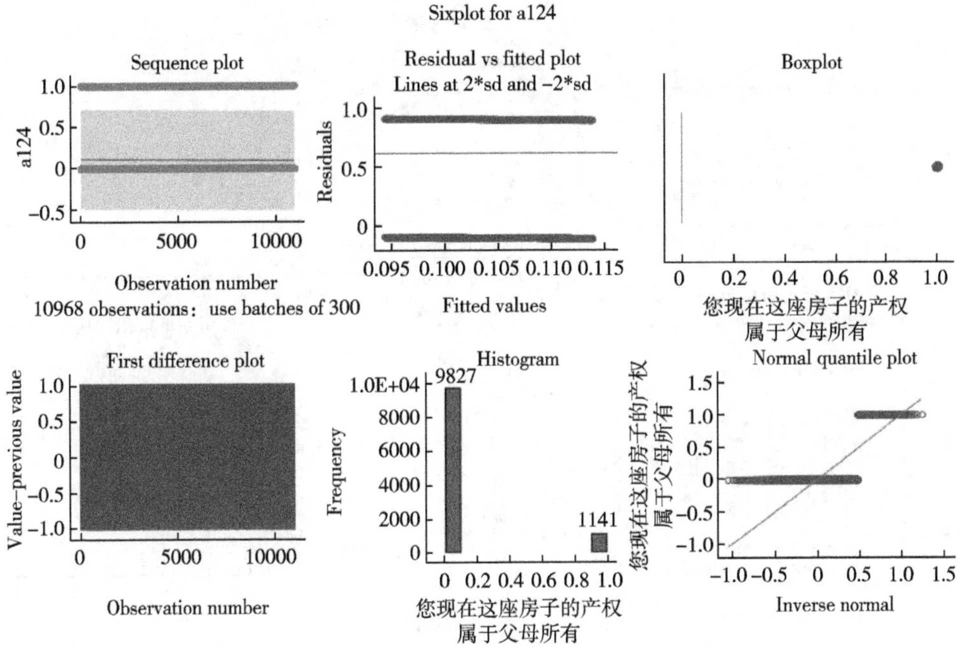

附图 12　相关主要变量的六维图

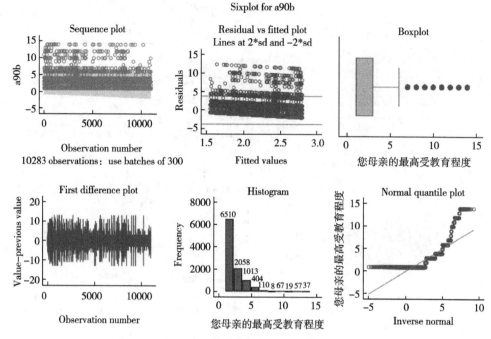

附图13　相关主要变量的六维图

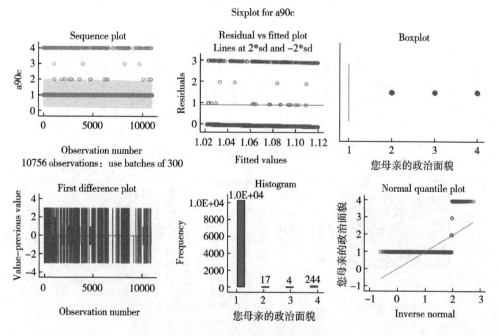

附图14　相关主要变量的六维图

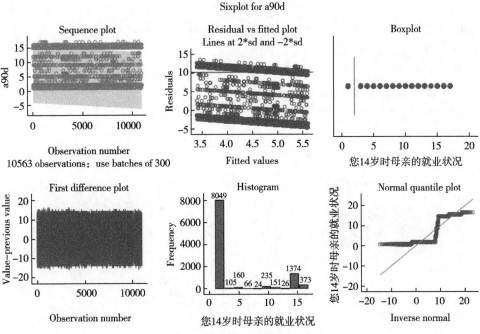

附图15　相关主要变量的六维图

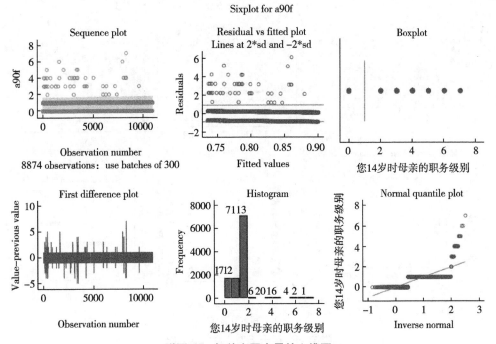

附图16　相关主要变量的六维图

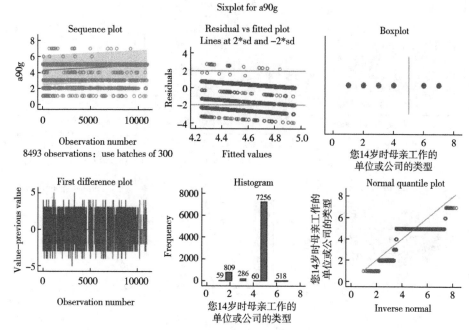

附图17　相关主要变量的六维图

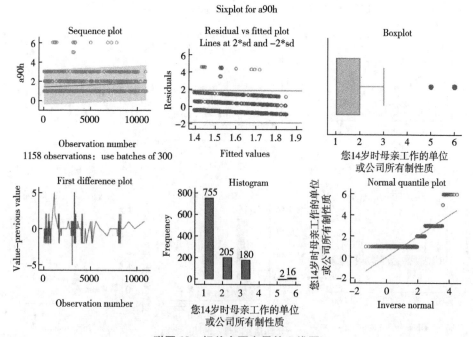

附图18　相关主要变量的六维图

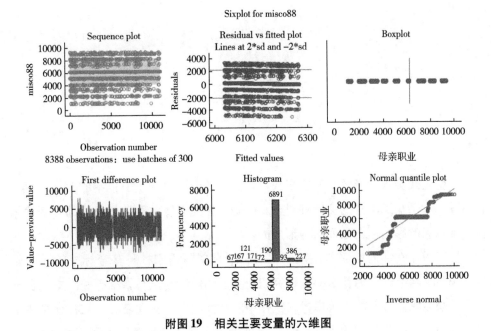

附图 19　相关主要变量的六维图

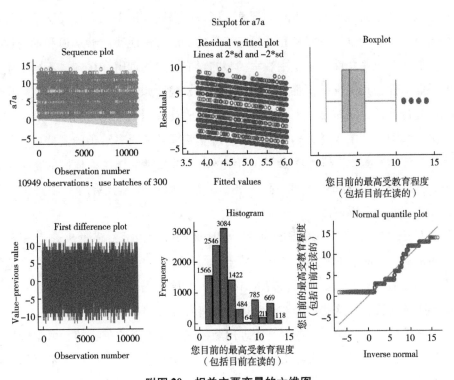

附图 20　相关主要变量的六维图

后　记

　　人生正式步入后半场，对很多人、很多事的看法也发生了根本的变化，但初心不改，对于知识本身的痴迷和对于真问题的探究态度没有变化。这部专著就是在这种思想的影响下自然而然地形成的。

　　研究职业女性的健康与主观幸福感，来自撰写国家社科基金标书的艰辛旅程。作为一名男性，为什么要去研究职业女性的健康与主观幸福感呢？主要在于对身边众多职业女性的人生思考，工作中的女性同事、女性领导，在社会交往中接触到的不同职业类型的女性，都对我进行学术课题的理解提供了感性的认识。但真正从理性层面进行系统创新的源泉，则来自健康经济学和人口经济学等经济学科的思考。经济学理论模型和计量经济学的实证方法使我能够从道和术的层面进一步加深对职业女性健康及主观幸福感的影响因素的理解和认知。不同出生队列的职业女性，其主观幸福感及健康资本的形成规律如何？都需要建立在数据的基础上进行分析，同时结合个案研究，从而形成具有理论穿透力的学术观点和思想方法。感谢南京中医药大学卫生经济管理学院领导和同事给予的支持！与此同时，该学院的本科生同学直接参与我组织的对职业女性的访谈，他们的名字是朱福平、杨玉梅、吴童、蒋宜妍、高铂雯、王蓉、郭琪和葛凡馨等，利丹帮忙校对，在此一并表示感谢。

　　感谢 CFPS 数据库和 CGSS 数据库给予研究的极大帮助，感谢 Stata 公司吕丹老师的帮助，感谢唐丽娜博士和吴雄博士的原代码，感谢学术志和经管之家论坛的资源，感谢南开大学王群勇教授的 Ado 文件和原代码，连享会的微信公众号也提供了大量的资源，这些资源对于完成本书有着重要的作用。

　　本书成稿之际，非常感谢经济管理出版社魏晨红编辑给予我的大力支持和不断鞭策，让我不用过多考虑图书的销售问题，能够专心致志地进行学术写作。感谢长江学者金太军教授对于该主题的帮助与指导，同时更要感谢南京中医药大学卫生经济管理学院的领导和同事，让我从繁杂的事务性工作中摆脱出来，专心致志地完成写作。感谢家人一如既往地支持我，使我能够完成一件具有社会价值的事情。最后要特别感谢我的女儿王玖月，在新冠肺炎疫情期间没有打扰我的写作，只是让我和她一起进行室内体育锻炼，让写作不再成为一件枯燥的事情。

王希泉

二〇二〇年七月一日于南京